医万个为什么——全民大健康医学科普丛书

由表及里话皮肤
——皮肤健康科普问答

胡三元 总主编
史同新 主 编

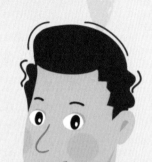

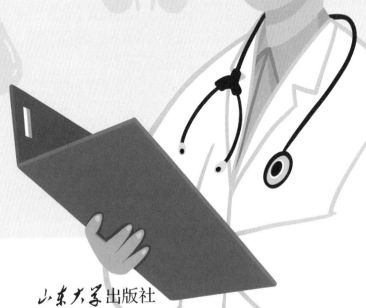

山东大学出版社
SHANDONG UNIVERSITY PRESS
·济南·

图书在版编目(CIP)数据

由表及里话皮肤:皮肤健康科普问答/史同新主编
.—济南:山东大学出版社,2024.6
(医万个为什么:全民大健康医学科普丛书/胡三元主编)
ISBN 978-7-5607-7672-9

Ⅰ.①由… Ⅱ.①史… Ⅲ.①皮肤病－防治－问题解答 Ⅳ.①R751-44

中国国家版本馆 CIP 数据核字(2023)第 028771 号

策划编辑　徐　翔
责任编辑　毕玉璇
封面设计　王秋忆
录　音　孙　钰

由表及里话皮肤
YOUBIAOJILI HUA PIFU
——皮肤健康科普问答

出版发行　山东大学出版社
社　　址　山东省济南市山大南路 20 号
邮政编码　250100
发行热线　(0531)88363008
经　　销　新华书店
印　　刷　济南乾丰云印刷科技有限公司
规　　格　720 毫米×1000 毫米　1/16
　　　　　15 印张　262 千字
版　　次　2024 年 6 月第 1 版
印　　次　2024 年 6 月第 1 次印刷
定　　价　78.00 元

《由表及里话皮肤——皮肤健康科普问答》
编委会

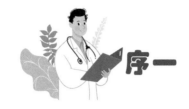

新时代医者的使命担当

——为百姓打造有温度的医学科普

党的二十大报告指出，人民健康是民族昌盛和国家富强的重要标志，要把保障人民健康放在优先发展的战略位置，完善人民健康促进政策。

"科技创新、科学普及是实现创新发展的两翼，要把科学普及放在与科技创新同等重要的位置。"习近平总书记这一重要论述，为新时代医者做好医学知识普及工作指明了前进方向、提供了根本遵循，那就是传播健康理念，力求让主动健康意识深入人心。

"科普，从病人中来，到百姓中去。"山东省研究型医院协会响应国家"全民大健康""科普创新"等一系列战略规划，借助实力雄厚的专家团队，在山东大学出版社的牵头下编纂的"医万个为什么——全民大健康医学科普丛书"问世了。丛书以向人民群众普及医学科学知识，提高全民科学素养和健康水平为根本宗旨，不仅可以在人们心中种下健康素养的种子，还能将健康管理落到实际行动上，让科普成为个人的"定心丸"，成为医生的"长效处方"，进而成为全民大健康的"防护网"。

传递医学科普，是一种社会责任。医道是"至精至微之事"，习医之人必须"博极医源，精勤不倦"，此为专业之"精"；有高尚的品德修养，以"见彼苦恼，若己有之"感同身受的心，策发"大慈恻隐之心"，进而发愿立誓"普救含灵之苦"，这是从医情怀。有情怀，才有品位；有情怀，才有坚持。国际上，很多医学大家也是科普作家。例如哈佛医学院教授、外科医生阿图·葛文德所写的《最好的告别》，传递出姑息治疗的新思路。世界著名的顶级学术期刊《自然》(*Nature*)《科学》(*Science*)创立之初,就秉持科普色彩,直至今日,很多非专业读者仍醉心其趣味性和准确性。在我国,越来越多的医学专家和同仁也开始重视科普宣教,经常撰写科普作品,参加科普访谈,助力科普公益活动,引领大家的健康生活理念,加强疾病预防。

杏林春暖,有百姓健康相托,"医万个为什么——全民大健康医学科普丛书"创作团队带着一份责任和义务,集结100多个医学专业委员会,由百余位医学名家牵头把关,近千名医学一线人员编写,秉持公益科普的初心和使命,以心血成此科普丛书。每一本书里看似信手拈来的从容,都是医者从医多年厚积薄发的沉淀。参与创作的医者们带着情怀和担当参与到这项科普工程中,他们躬身实践、博采众长、匠心独运,力求以精要医论增辉杏林。

创作医学科普,是一种专业素养。生命健康,是民生大事。医学科普,推崇通俗,但绝不能低俗。相比于自媒体时代各种信息、谣言漫天飞的现象,这套丛书从一开始的定位就是准确性和科学性,绝不可有似是而非的内容。在内容准确性和科学性的基础上,还力求语言通俗易懂。为此,本系列丛书借鉴"十万个为什么"科普丛书,采取问答形式,就百姓关心的健康问题答惑释疑,指导人们如何科学防治疾病。上到耄耋老者,下至认字孩童,皆能读得懂、听得进,还能用得上,力倡"每个人是自己健康第一责任人"。

推广医学科普,是一种创新传播。科普,不是孤芳自赏,一定要能够打动人心、广泛传播。这就要求有创新、有温度的内容表达方式和新颖的传播形式。内容上,本套丛书从群众普遍关心的问题出发,突出疾病预防,讲述一些常见疾病的致病因素,让读者了解和掌握疾病的预防知识,尽量做到不得病、少得病,防患于未然。一旦得了病,也能做到早发现、早确诊,不贻误病情和错失救治良机。在传播方式上,为了方便读者高效利用碎片化时间,也为了让读者有更多获取健康知识的途径,本套丛书在制作时把每部分内容都录制成音频,扫码即可听书。为保证科普的系统性,丛书以病种划分为册,比如《心血管疾病科普问答》《内分泌与代谢疾病科普问答》《小儿外科疾病科普问答》等,从而能最大限度地方便读者直截了当地获取自己关心的科普内容。最终形成的这套医学科普丛书既方便读者查阅,又有收藏价值,还具有工具书的作用。

　　坚守医学科普,还需要有执着的精神。医学科普的推广、普及并非一日之功,必将是一项长期性、系统性的工程,我们将保持团队的活力和活跃性,顺应时代发展,不断更新知识,更好地护佑百姓健康。

　　这样一群有责任、有情怀、有坚守、有创新的杰出医者为天下苍生之安康所做的这件事,看似平凡,实则伟大。笔者坚信,他们在繁忙的临床、科研、教学工作以外耗费大量心血创作的这套大型医学科普丛书,必将成为医学史上明珠般的存在。不求光耀医史长河,但求为百姓答疑解惑,给每一位读者带来实实在在的健康收益。

中国工程院院士　张运

2023 年 4 月

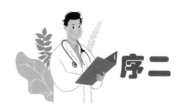

让医学回归大众

欣闻"医万个为什么——全民大健康医学科普丛书",这套由近千名医学领域专家和临床一线中青年医务人员撰写完成的丛书即将付梓,邀我作序,幸何如之。作为丛书总策划、总主编胡三元教授的同窗挚友,能先一睹著作,了解丛书撰述缘由,详读精心编写的医学科普内容,不禁感叹齐鲁医者之"善爱之心"及医学科普见解之独到。

庞大的丛书作者背后是民生温度。从医三十多年,我始终认为大众健康素质和健康意识的提高,是健康中国建设的重要内容。作为医生,应该多写科普类文章,给老百姓普及健康和医学知识,拉近与人民群众的距离,让科普成果切切实实为百姓带去健康福祉。

执好一支笔,写好小科普

医疗是一个专门的领域,由于人体的复杂性,注定了疾病本身往往是非常复杂的。虽然自 19 世纪以来,医学随着科学技术的现代化而飞速发展,人类攻克了很多疾病,但仍有许多疾病严重威胁着人类健康及生活质量。

医防融合是一个老话题,但不应只定格在诊室,还要延伸到诊室外,让医学科普知识融入百姓的日常生活,成为百姓的家居"口袋书",对防病更能起到重要作用。

普通民众的医学知识毕竟有限,在生活水平日益提高的当下,健康无疑是最热门的话题之一,可很多民众的防病及治病方式存在诸多误区,有些方法甚至还有害无益。

得益于互联网传播和智慧医疗的日益发达,许多执业医师走上了科普道路,为民众普及健康常识,提高全民的健康素养。创作医学科普对大众健康有利,而对医者而言,也能丰富自己的知识,精细化自己的思维,在医学求知路上不断前进。"医万个为什么——全民大健康医学科普丛书"作为科普知识的大集锦,依托山东省研究型医院协会雄厚的专家团队,凝聚起了近千名专家和中青年医学骨干力量,掀起"执好一支笔,写好小科普"热潮,在新世纪的今天,可谓功不可没,意义深远。

编好一套书,护佑数代人

科普不仅能够预防疾病的发生,很多已经发生的疾病也能够通过科普获得更好的预后。从这个意义上说,医生做科普的意义绝不亚于治病。从落实健康中国战略,到向世界发出大健康领域的"中国之声",在疾病防治上,我国医者贡献了不少中国智慧和中国方案。

"医万个为什么"脱胎于我们小时候耳熟能详的"十万个为什么"科普丛书,初读就觉得接地气、有人气。丛书聚焦的问题,也全部是与百姓息息相关的疾病疑难解答,全面、权威、可信、可靠。

尤让我耳目一新的是这套丛书创新性地采取了漫画插图以及音频植入的方式,相比单纯的文字阅读,用画图和语音的方式向读者介绍,会更直观。很多文字不易表达清楚的地方,看图、听音频会一目了然、一听而知,能切实助推健康科普知识较快为读者所掌握,不断提升大众对健康科普的认同感,相信丛书出版后,也会快速传播,成为百姓口口相传的"健康锦囊"。

凝聚一信念,擘画大健康

一头连着科普,一头连着百姓;一头连着健康,一头连着民生。

毫无疑问,"医万个为什么——全民大健康医学科普丛书"的编者们举山东之力,聚大医之智,以"善爱之心"成此巨著,已经走在了医学科普传播的最前沿,该丛书在当代医学科普领域堪称独树一帜之作。

我也殷切希望,医者同仁能怀赤子之心,笔耕不息,医防融合,不断践行"让医学回归大众"的使命,向广大人民群众普及医学知识。期待本丛书成为护佑百姓健康的"金字招牌",为助力健康中国建设做出应有贡献。

最后,向山东省研究型医院协会及各位同仁取得的成绩表示钦佩,并致以热烈的祝贺。

中国工程院院士 宁光

2023 年 5 月

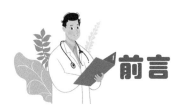

前言

　　皮肤是人体最大的器官,皮肤病病种繁多,超过 2000 种,虽然大多数皮肤病不会危及生命,但是能够对患者的身心健康造成较大不良影响,进而影响生活质量。随着人们生活水平的不断提高,公众对皮肤问题的关注度也越来越高,迫切需要了解更多的皮肤疾病的相关知识。然而,目前社会上流传的关于皮肤病的知识良莠不齐,有一些是不准确的甚至是错误的,这些错误的知识会对公众产生误导,甚至导致严重的不良后果。尤其是近些年,社会上名目繁多的美容项目及化妆品牌的涌现,令大众难以区分真伪甚至深受其害。小到一般的化妆品皮炎,大到注射等美容项目引起的严重并发症,都给大众造成了很大的心理负担和身心伤害。有鉴于此,我们组织青岛市市立医院皮肤病诊疗中心的医生撰写了这本科普著作,以求用通俗易懂的语言向公众普及皮肤科相关知识,解除公众疑惑,提高公众对皮肤疾病的医学素养。

　　本书对涉及皮肤科的常见问题进行解答,内容几乎涵盖了所有常见皮肤疾病,包括病毒性皮肤病、细菌性皮肤病、真菌性皮肤病、寄生虫性皮肤病、物理性皮肤病、过敏性皮肤病、红斑鳞屑性皮肤病、皮脂腺相关皮肤病、甲病、毛发疾病、色素性皮肤病、大疱性皮肤病、遗传性皮肤病、性传播疾病和皮肤肿瘤,以及公众关心的皮肤一般知识、皮肤科相关检查、皮肤病治疗、瘙痒问题、内脏疾病的皮肤表现、皮肤美容和皮肤护理等,以飨读者。希望本书能对大众尤其是有皮肤疾患者有所帮助,也可以作为皮肤病及皮肤美容从业者的参考用书。

　　近年来,皮肤科学发展迅速,新的理论、新的观点、新的治疗方法等不断出现,我们在编写过程中参考了大量国内外书籍及公开发表的文献,力求紧跟国际皮肤科学的最新进展。全书采用问答的形式编写,便于读者阅读及查询,在每一个章节的下面都有具体内容条目。该书的出版得到了山东省研究型医院协会的大力支持,在此表示感谢。但由于水平所限,书中难免有一些不妥之处,敬请读者批评指正。

史同新

2024 年 4 月

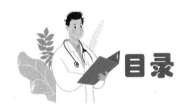

目录

怎样判断是否得了皮肤病

皮肤病理检查

皮肤影像检查

伍德灯检查

实验室检查

皮肤肿瘤

皮肤激光美容

美容相关基础知识

皮肤护理相关知识

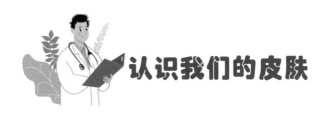

认识我们的皮肤

皮肤的结构和功能

1.人体最大的器官是什么?

皮肤覆盖在身体表面,约占人体总质量的 16％,成人皮肤总面积约为 1.5 平方米,新生儿约为 0.21 平方米。不管是从质量,还是从面积来说,皮肤都是人体最大的器官。

皮肤一般分三层,包括表皮、真皮和皮下组织。皮肤中含有血管、淋巴管、神经、肌肉及各种皮肤附属器,如毛发、皮脂腺、汗腺和指(趾)甲等。

皮肤基本结构

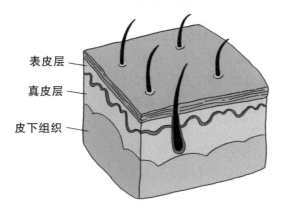

表皮层

真皮层

皮下组织

2.身体各部位的皮肤都一样厚吗?

不一样。皮肤的厚度因人而异,也因年龄、部位而有所不同,为 0.5～4 毫米(不包括皮下脂肪组织)。眼睑、外阴、乳房的皮肤最薄,厚度约为 0.5 毫米,而掌跖部位皮肤最厚,可达 3～4 毫米。

3.什么是皮肤附属器?

皮肤附属器指皮肤的附属结构,也是皮肤重要的组成部分,尽管为附属结构,亦对维持皮肤的正常功能发挥重要作用。

皮肤附属器包括毛发、皮脂腺、汗腺和指(趾)甲。其中,根据结构与功能不同,汗腺可分为小汗腺和顶泌汗腺(又称"大汗腺")。小汗腺几乎遍布人体全身,日常汗液基本是小汗腺分泌的,主要受交感神经支配;而大汗腺主要集中在腋窝、乳晕、脐周、肛周及外阴等部位,主要受性激素影响,在青春期分泌旺盛。

4.皮肤附属器异常可引起哪些皮肤病?

可引起毛发疾病、皮脂腺疾病、汗腺疾病和甲病。常见的毛发疾病有斑秃、雄激素性脱发、休止期脱发等;常见皮脂腺疾病有痤疮、脂溢性皮炎、酒渣鼻等;常见的汗腺疾病有多汗症、臭汗症、色汗症等;甲营养不良、甲肥厚、甲分离等都属于甲病。

5.皮肤有哪些功能?

(1)皮肤的屏障功能:皮肤可以保护身体免受外界各种有害刺激和损伤,还可以防止水分及营养物质丢失。

(2)皮肤的吸收功能:如治疗皮肤病的外用药物可以通过皮肤吸收。

(3)皮肤的感觉功能:皮肤可以感受冷、热、温、痛等单一感觉,还能感受湿、硬、软、粗糙等复合感觉。

(4)皮肤的分泌排泄功能:主要通过汗腺和皮脂腺完成。

(5)皮肤的体温调节功能:通过血管舒缩反应、寒战或出汗等反应调节体温。

(6)皮肤的代谢功能:皮肤参与糖、蛋白质、脂类、电解质等代谢。

(7)皮肤的免疫功能:多种细胞及体液成分参与了皮肤的免疫功能。

常见的皮肤问题

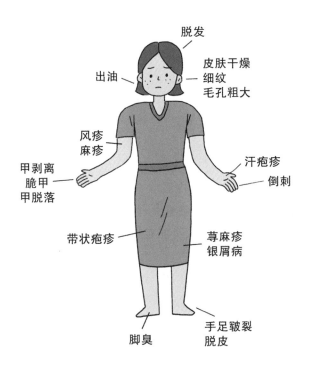

1.为什么有人皮肤白,有人皮肤黑?

皮肤的颜色主要由皮肤内黑素颗粒的数量决定,黑素颗粒少,皮肤就会偏白,反之则偏黑。黑素能遮挡和反射紫外线,保护皮肤免受紫外线辐射损伤。

2.皮肤为啥会有"死皮"?

表皮由深至浅分为五层,分别为基底层、棘层、颗粒层、透明层和角质层,最外面的角质层中没有血管、神经。正常情况下皮肤也是有新陈代谢的,角质层会随着代谢自然脱落,如果因为某些原因没有及时脱落,就会在皮肤表面堆积,形成所谓的"死皮",即角质层。

3."死皮"有什么作用?

"死皮"作为皮肤的角质层,对皮肤起保护作用,可以防止病原微生物入侵,保护皮肤避免遭受温度、光照等各种物理刺激,对维护皮肤的屏障功能起重要作用。最好不要刻意去除"死皮",正常情况下"死皮"可以自然脱落,但因皮肤病变而硬化堆积形成的"死皮"可适当去除。

4.为什么身体不同部位出汗量不一样? 出汗最多的部位在哪儿?

汗液主要由小汗腺的明细胞所分泌。小汗腺位于真皮深部和皮下组织,遍布全身,但唇红、鼓膜、甲床、乳头、包皮内侧、龟头、小阴唇及阴蒂等部位没有小汗腺。不同部位的小汗腺数量不同,因此出汗量也不一样。掌跖、腋窝、额部小汗腺最多,因此,这些部位出汗最多。

5.为什么我面部皮肤出油多?

(1)面部出油多的主要原因是皮脂腺分泌旺盛,皮脂腺的分泌水平与雄激素水平有关,而雄激素的水平与年龄有关,如青春期雄激素水平高。

(2)也可能与遗传有关,部分人可能有遗传性雄激素水平偏高,这类人出油较多。

(3)出油多也可能与皮肤护理不当、不良生活习惯、饮食等因素有关,如过度清洁、涂厚层化妆品、使用劣质化妆品、皮肤干燥等都可影响皮肤功能,刺激皮脂腺出于保护作用而分泌大量油脂,从而引起面部出油较多。

(4)熬夜、精神压力过大等可导致机体内分泌失调,引起面部出油增多;经常食用甜品、辛辣及油炸食物也可影响皮肤代谢,造成水油失衡,从而引起出油增多。

6.为什么会有脚臭?

脚臭的主要原因是脚汗多。脚汗本身没有味道,但是脚汗多容易滋生细菌、真菌,这些细菌、真菌能产生难闻的气味从而引起脚臭。短杆菌属是引起脚臭的主要原因,因为它可以消化脚上的"死皮",把蛋氨酸转变为甲硫醇,甲硫醇带有特殊腐臭气味。另外,丙酸杆菌也可分解氨基酸形成丙酸,丙酸带有醋样气味,容易形成酸臭味。对于脚臭,首先要尽量减少出汗,建议选择透气性较好的鞋子与袜子,勤换鞋袜,避免为细菌繁殖提供环境;其次要到医院查明脚臭的原因,是与细菌还是真菌感染有关,在医生指导下采取相应的治疗方式。此外,也可适当使用止汗剂、除臭剂等消除脚臭。

7.泡脚时水温过烫对脚好吗?

适度泡脚、烫脚可改善血液循环,缓解疲劳,但应注意泡脚水温不能过高,泡脚时间不宜过长,泡完脚后应及时外擦保湿润肤剂保护皮肤,否则容易破坏皮肤角质层,造成足部"裂口子"。

8.每天掉几十根头发正常吗?

头发也有新陈代谢,每天掉 70～100 根头发是正常的,同时也有等量的头发再生,所以每天掉几十根头发是无须担心的。但如果掉发较多,每天超过 100 根,就需要及时就医查明原因。

9.为什么会有"倒刺"?

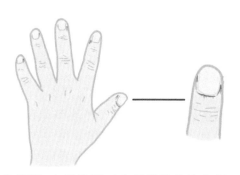

"倒刺"在医学上的名字叫"逆剥",顾名思义就是由逆向剥离所致,是因为指甲周围的角质层护理不当,导致皮肤干燥裂开,经过摩擦刺激就形成了"倒刺",其中有相当一部分是由职业性损伤或神经质习惯(咬甲癖)所致。有"倒刺"时应避免撕扯,撕扯会造成倒刺进一步撕裂,应用指甲刀齐根剪除并涂上润肤剂保护。

10.如何修剪指甲?

应定期修剪手指甲,手指甲过长不仅容易抓破皮肤,甲下也容易堆积细菌,从而造成感染。修剪指甲时应先剪中间再修两侧,剪的时候应慢慢平着剪,不要将指甲刀硬塞到指甲缝里剪。修剪长度应合适,不可过短,一般应使指甲最远端与指缘平齐或稍长一些。两侧修剪过短容易造成指甲往肉里长,形成所谓的"嵌甲",进而形成甲沟炎等。修剪后的指甲应用指甲锉打磨光滑,注意不留尖角,避免划伤皮肤。

不推荐经常做美甲,经常美甲可能会破坏指甲的正常结构,使指甲的保护功能受损,更容易形成甲病或导致病原菌入侵机体。另外,美甲所用的化学性物质可能会对机体造成化学性伤害,包括过敏反应和刺激性接触性皮炎等,长期美甲还有可能因为对化学物质的吸收影响机体免疫,甚至造成血液系统疾病。而且,可能会因为美甲工具消毒不彻底造成感染或交叉感染。美甲还可能造成机械性损伤,使甲失去保护功能,甚至造成甲剥离、脆甲、甲脱落等一系列问题。

11.什么是皮肤屏障?

皮肤屏障指的是物理性屏障,物理性屏障由皮脂膜、角质层角蛋白、脂质等组成。经常有人用砖墙结构来比喻皮肤屏障,角质形成细胞相当于砖墙结构的砖,细胞间脂质相当于砖墙结构的灰水泥,在砖墙结构之外,还有一层水脂膜,其和砖墙结构共同构成了皮肤的物理性屏障。

皮肤屏障具有保护皮肤免受外界各种物理性、化学性损害及病原微生物入侵的作用,同时可防止体内水分、电解质及营养物质丢失,可以起到保湿及调节抗炎等作用。

12.哪些问题可以引起面部皮肤屏障功能受损?

引起面部皮肤屏障功能受损的原因有很多,首先是皮肤护理不当,如过度清洁,尤其是洗脸水温过高,频繁使用磨砂洗面奶,过度刷酸、去角质等,频繁进行光子嫩肤、水光针等医美项目,医美术后修复不当等都可能引起皮肤屏障功能受损。其次,面部不合理使用化妆品和糖皮质激素软膏也是屏障功能受损的重要原因。除此之外,不良的生活习惯,如熬夜、工作压力大等,皮肤干燥缺水,过度日晒,都可能引起屏障功能受损;也有部分人天生皮肤较为薄嫩,这些人更容易发生屏障功能受损。皮肤屏障功能受损后会表现为皮肤容易过敏、经常泛红、干燥、脱屑、有刺痛感、红血丝明显,部分还会反复起闭口。

13.面部皮肤屏障功能受损该怎么办?

面部皮肤屏障受损后要分析可能的原因,及时去除引发屏障受损的因素。例如,很多屏障受损都是因为不合理使用糖皮质激素软膏,例如所谓"纯中药"药膏而实际上含有激素,或者使用了某些假冒伪劣的化妆品。建议化妆品以保湿、防晒为主,选择正规、大品牌化妆品,避免使用"三无"产品。医美要选择正规机构,避免过度治疗;不要过度清洁皮肤;要注意保湿、防晒,建议使用含有神经酰胺、透明质酸和胶原蛋白的护肤品来帮助皮肤角质层修复。外出要注意防晒,尽量以物理防晒为主,可适当选择适合自己的防晒霜,以减少紫外线辐射。如果皮肤屏障受损处于急性期,红、痒、干较为明显,应及时就医,可以在医院进行舒敏治疗或配合生长因子类药物修复皮肤屏障,以快速缓解不适症状。

14.皮肤需要补水吗?

一般情况下皮肤是需要补水的,皮肤缺水会导致皮肤干燥、细纹、毛孔粗大等一系列问题,因此要及时给皮肤补充水分。

15.皮肤病也会引起发热吗?

部分皮肤病是可以伴有发热的,常见伴有发热的疾病有风疹、麻疹、丹毒、脓疱型银屑病、急性泛发性发疹性脓疱病、急性发热性嗜中皮病、结节性红斑等。此外,有些疾病如带状疱疹一般不伴有发热,但如果出现持续发热,且伴有恶心、呕吐等情况,要警惕病毒性脑炎的可能。

16.得皮肤病是因为不讲卫生吗?

这个说法不全面。皮肤病病种复杂,目前收录的病种有 2000 余种,仅有少量疾病,如"虱病""疥疮""黄水疮"等,可能与不讲卫生有关,绝大部分疾病与不讲卫生无关,常见的皮肤病如湿疹、瘙痒症等反而有一部分是由于过度清洁所致。因此,讲卫生也要科学、适度,避免过度清洁。

17.为啥手脚容易"裂口子"?

手脚"裂口子"即"手足皲裂",有很多原因,冬天更常见,因为冬天温度和湿度更低,汗腺分泌减少,皮肤干燥,更容易开裂。此外,过度清洁或烫洗、接触刺激、手足癣、湿疹等都可以引起手足皲裂。因此,对于手足皲裂的治疗,首先要分析其原因。冬天常出现手足皲裂,要在清洁皮肤后常规使用油脂保护,并注意保温;如果因为过度清洁或烫洗导致手足皲裂,要减少洗手的次数或泡脚的时间;如果是因为接触刺激所致,那就要找出可疑的刺激物并避免接触;手足癣或湿疹所致的手足皲裂要在专业皮肤科医生指导下用药。

18.手脚脱皮怎么办?

手脚脱皮的原因很多,常见剥脱性角质松解症、手足癣、湿疹等,如果有手脚脱皮的情况,建议首先于皮肤科就诊,有时候还需要借助真菌镜检等手段明确脱皮原因。如果是剥脱性角质松解症,一般以保护为主,尽量少接触肥皂、洗洁精等碱性洗涤用品,洗手可以选择偏弱酸性的洗手液,多擦保湿润肤剂,一般经过数周可自然缓解;如果是手足癣所致,需要外用或口服抗真菌药物;如果是湿疹所致,需要在医生指导下外用糖皮质激素软膏或保湿润肤剂等。

19.为什么春夏季节手上容易长小水疱?

这种情况一般是汗疱疹,又称"出汗不良性湿疹",属于湿疹的一个特殊类型,长这种小水疱的人多数会伴有手足多汗,常伴有不同程度的瘙痒或灼热感,具体的发病原因尚不清楚,可能与精神因素、局部过敏或刺激、过敏性体质及神经系统功能失调等有关。应注意避免精神紧张和情绪波动,寻找并去除可能的接触性刺激因素,手足多汗应予适当处理。

20.哪些皮肤病会引起疼痛?

能引起疼痛的皮肤病也很多,常见带状疱疹、血管球瘤、皮肤化脓性感染、丹毒、结节性红斑、淋病和生殖器疱疹等,疼痛性质可为刀割样、针刺样、烧灼样和电击样等,范围多为患处局部;接触性皮炎引起的疼痛常伴烧灼感。

另外,过敏性紫癜、荨麻疹性血管炎等很多疾病都可以伴有关节疼痛,大部分人在皮疹好转后关节疼痛会缓解。需要特别注意的是,银屑病患者如果出现关节疼痛,应尽快就医,部分银屑病会发展为关节型银屑病,如不及时控制,会引起关节肿胀、变形,严重影响生活质量。

皮肤病的常见治疗方法

1.可以使用激素药膏吗?

激素是把"双刃剑",滥用会产生很多不良反应,用好了可以发挥很好的治疗作用,因此,不要恐惧激素药膏。激素药膏在皮肤科应用很广,皮炎湿疹、银屑病、白癜风等很多疾病都可以使用激素药膏治疗,但关键在于如何正确规范使用。

长期不正确使用激素药膏可能会产生依赖性,尤其是面部皮肤。因此,应该在医生的指导下合理使用激素药膏,规律减量,一般不会产生依赖性。

2.如何正确使用外用药膏?

一般建议将外用药膏挤在指尖上,然后在皮损部位薄薄地涂上一层并轻轻按摩,轻揉至药物完全吸收为止。对于用量,一般用"指尖单位"来计量,一个"指尖单位"指药膏可以覆盖从食指指尖到食指第一指关节皱褶处的长度,可以涂大约两个手掌面。

3.什么是冷湿敷疗法?

冷湿敷是皮肤科常用的治疗急性过敏性、炎症性皮肤病的一种方法,可使皮肤血管收缩,血流变慢,新陈代谢降低,渗出受到抑制,并有镇静止痒作用。

冷湿敷是把适量药液倒入一个小碗或干净容器里,把无菌纱布叠成 6～8 层放入溶液中浸湿,拿出纱布轻拧到不滴水即可放到皮损部位湿敷;3～5 分钟后,当感到纱布不凉了再放到药液中浸湿,轻拧后再放到皮损部位湿敷。不断重复以上过程,一般每天两次,以每次 20 分钟左右为宜。

4.什么叫封包疗法?

封包疗法指的是外擦药膏后用塑料袋或保鲜膜包裹皮肤,以软化皮肤、增加药物吸收的治疗方法。在皮损特别肥厚或药物难以吸收时需要做封包治疗。

5.什么是冷冻疗法?

冷冻疗法是利用制冷剂产生低温使病变组织坏死达到治疗目的,常用的冷冻剂是液氮(－196 ℃),冷冻后局部组织发白、肿胀,部分患者 1～2 天内可起水疱,然后干燥结痂,1～2 周脱痂。

冷冻主要治疗各种病毒疣、老年斑、鸡眼等,也可用来治疗结节性痒疹、疥疮结节、血管瘤、瘢痕疙瘩、日光性角化、浅表性皮肤肿瘤等。

冷冻一般不会留疤,但对于较深的皮损,如果冷冻过深,则有留疤风险。部分人可能出现色素沉着或色素减退,多数在 3～6 个月后恢复。

6.冷冻治疗后有什么注意事项?

(1)冷冻后 3 天内尽量避免沾水,以防止感染。

(2)部分人冷冻后会出现水疱或血疱,一般不需要处理,肿胀明显时可以抽吸疱液,但应注意避免感染。

(3)尽量让结痂自然脱落,避免人为剥掉。

(4)痂退后应复诊,部分较大的皮损需连续多次治疗。

(5)治疗后注意防晒,以减少色沉概率。

7.什么是光动力治疗?

光动力治疗是用光敏剂和光相结合来治疗皮肤病的一种方法,常用来治疗病毒疣、痤疮、鲜红斑痣、癌前病变、浅表皮肤恶性肿瘤等。通常通过外敷或注射等方法使光敏剂聚集在病灶组织中,然后用特定波长的光照射,激发产生单态氧或其他自由基,造成病变组织坏死,而对正常组织造成的损伤很小。

8.光动力治疗应注意哪些问题?

(1)部分患者在接受治疗时会感到疼痛,多数可以忍受,疼痛明显时及时与医生沟通,调整照射剂量,必要时可治疗前半小时口服止痛药物。

(2)治疗尖锐湿疣前,皮损一般应由医生做预处理,这样可以使光敏剂更好吸收。

(3)治疗后应注意防晒,避免进食具有光敏性的食物。

(4)一般间隔1~2周做一次治疗,连续做3~6次。

9.服用异维 A 酸有什么不良反应?

(1)异维 A 酸对育龄期妇女来说有导致胎儿畸形的风险,因此女性在治疗前 1 个月、治疗期间、治疗后 3 个月内应严格避孕。

(2)皮肤干燥,尤其是口唇干燥。

(3)个别人血脂升高,出现肝功能损伤。

(4)长期大剂量应用可能会造成骨骺过早愈合,因此,12 岁以下的儿童应禁用。

(5)个别人服用异维 A 酸有抑郁可能。

10.服用异维 A 酸期间应注意什么问题?

(1)女性严格避孕,停药 3 个月内禁止妊娠。

(2)服用异维 A 酸 2~3 周后查肝功能、血脂。

(3)皮肤干燥注意保湿。

(4)出现某些药物相关症状,不能通过对症治疗改善时建议咨询医生,必要时停药。

11.什么是光疗?

光疗顾名思义就是用光线来治疗疾病的方法。光疗在皮肤科的应用很广。例如,红外线可以用来治疗皮肤感染、慢性皮肤溃疡等;紫外线可以用来治疗银屑病、白癜风、玫瑰糠疹、皮肤 T 细胞淋巴瘤等;用于治疗色素性、血管疾病的激光(包括二氧化碳激光)、光动力治疗、光子嫩肤等也属于光疗的范围。

12.窄谱中波紫外线(NB-UVB)照射有什么注意事项?

NB-UVB 照射可用来治疗银屑病、副银屑病、白癜风、皮肤 T 细胞淋巴瘤、玫瑰糠疹、瘙痒症、泛发性湿疹、特应性皮炎、扁平苔藓等。

(1)照射期间应避免食用光敏性食物或药物;常见的光敏性食物有灰菜、泥螺、紫云英、雪菜、莴苣、茴香、苋菜、荠菜、芹菜、萝卜叶、菠菜、荞麦、香菜、油菜、芥菜、无花果、柑橘、柠檬、芒果、菠萝、木耳、香菇、冬笋等;常见的光敏性药物有硝苯地平、米诺环素、多西环素、左氧氟沙星、氢氯噻嗪、阿司匹林等。

(2)应注意保护眼睛及外生殖器。

(3)照射后皮肤可能会干燥,应注意保湿。

(4)光疗后外出应注意防晒。

(5)严重发红、水肿甚至出现水疱时需暂停照射,可做冷湿敷以减轻症状。

13.308 准分子光可以用来治疗哪些皮肤病?

目前,308 准分子光主要用来治疗稳定期局限性白癜风,也可以用来治疗银屑病、肥厚性湿疹等多种皮肤病。

14.皮肤外科术前、术后应注意什么问题?

术前:①应清洁皮肤,戒烟、戒酒,不建议化妆。②术前一周建议停用抗凝药物,女性应尽量避开月经期,尤其是经期前 3 天。③注意控制血压、血糖。④下肢手术前 3 天应注意多平躺,抬高患肢以促进血液回流。⑤放松心情,减少压力。

术后:①遵医嘱换药。②避免剧烈活动牵拉伤口,减少出汗,避免接触水,以免引发伤口感染等。③注意伤口有无渗血、疼痛、发热等情况,必要时应及时就医。④拆线后可根据医生建议应用一些预防瘢痕或色素沉着的药物。

15.皮肤外科术后一般多长时间拆线?

拆线时间应遵手术医生医嘱,因为不同的部位、伤口的大小及张力情况、患者的年龄等因素有可能影响伤口愈合。一般头面部5～7日,颈部、躯干7～10日,四肢手术12～14日拆线。青年人伤口愈合快,可适当缩短拆线时间;年老、营养不良者愈合慢,可适当延迟拆线时间,也可根据伤口的实际情况分次间隔拆线。

16.表皮移植术后需要注意哪些问题?

(1)植皮区术后需加压包扎,患者术后要制动,不能频繁活动。应使植皮区伤口自然结痂脱落。

(2)术后避免剧烈运动出汗,不要沾水,以防感染。

(3)避免曝晒。

(4)饮食尽量清淡,忌烟忌酒。

17.糖皮质激素有什么不良反应?

长期大量系统应用糖皮质激素的不良反应较多,主要有感染(病毒、细菌、真菌等)、消化道溃疡或穿孔、肾上腺皮质功能减退、电解质紊乱、骨质疏松或缺血性骨坏死,以及对神经的影响等,还可加重原有的糖尿病、高血压等病情,不适当停药或减量过快还可引起病情反跳。长期外用糖皮质激素药膏,尤其是强效激素类药膏可引起局部皮肤萎缩、毛细血管扩张、痤疮及毛囊炎等,面部、外生殖器部位及婴儿皮肤长期大面积外用还可导致系统吸收而引起全身性不良反应。

18.系统使用糖皮质激素应注意哪些问题?

(1)在使用糖皮质激素时应遵医嘱减量或停用,不得自行停药。不同的疾病,糖皮质激素的用量、使用时间或减药速度都不一样,尤其对于大疱性皮肤病或结缔组织病等需要长时间使用激素的疾病,过快减量或停用会导致疾病复发甚至加重,再次用药时需要更大剂量的糖皮质激素才能控制病情,反复发生会导致总的病程更长,糖皮质激素的不良反应更大。

(2)较大剂量的糖皮质激素可分次口服,递减到维持量时可采用每日或隔日早晨顿服,以减轻对下丘脑－垂体－肾上腺(HPA)轴的抑制。

（3）有高血压、糖尿病等内科疾病的患者在使用糖皮质激素时应注意监测血压、血糖，及时调整降压及降糖药物，因为长时间使用糖皮质激素可导致血压、血糖升高。

（4）长期系统使用糖皮质激素时应注意补钾、补钙、保护胃黏膜等，因长时间使用糖皮质激素可能导致血钾降低、骨质疏松以及胃溃疡、出血，甚至穿孔等。

（徐敬星）

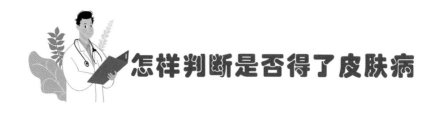

怎样判断是否得了皮肤病

皮肤病理检查

1.为什么要做皮肤病理检查?

皮肤是人体的一个重要器官,皮肤病约有 2000 种,临床皮疹的表现变化多端,有的缺乏特异性,单凭肉眼和一些影像学检查不容易明确诊断,所以需要借助各种化验及皮肤病理检查才能做出诊断。皮肤为人体不可分割的一部分,不少皮肤病就是系统性疾病的表现或其组成部分。进行皮肤病理检查不但可以协助临床确定诊断,以利于患者的治疗,而且有助于了解机体的全身状态。此外,皮肤病理检查对于探讨皮肤病的病因和发病机理也有重要意义。由于皮肤组织位于人体表面,在皮肤上做活检也比较简单,而且风险小,所以皮肤组织病理学的重要性和客观上的需要也日益增加,已成为皮肤科医生日常诊断和研究工作中不可缺少的一部分。

皮肤病理学对皮肤病的诊断具有重要价值,包括:①皮肤肿瘤如恶性黑素瘤、鳞癌及基底细胞癌等,变性疾病如淀粉样变性病等。②有一定特征的炎性疾病如扁平苔藓、结核、麻风、深部真菌感染等。③久治不愈、反复发作、诊断不明的疾病。对有些不具特征性组织象的皮肤病,虽然不能直接诊断,但仍具有参考或排除其他疾病的价值。

综上所述,皮肤病理检查是明确皮肤病诊断的一种重要手段,只有诊断明确,治疗才能有的放矢,才能更好地控制病情,如果临床上遇到疑难杂症或者久治不愈的皮肤病,接诊医生难以给出诊断意见,就建议做皮肤病理检查来进一步明确诊断。

2.皮肤病理检查是怎么操作的?

表浅病变或者比较小的病变的皮肤病理检查可以通过刀片切削或环钻来获得标本,但最常用的还是用手术刀在局部麻醉下切除至皮下脂肪层的一小块梭形皮肤来获得标本,术后局部根据切口大小需要缝合。切除下来的标本要送到病理科进行处理,制成病理切片,由医生在显微镜下观察病变,以做出诊断。

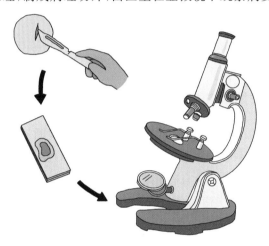

3.做皮肤病理检查时需要住院吗?

皮肤病理检查一般都在门诊活检室或者手术室完成,十几分钟就能结束标本取样,无需住院。当然,如果住院患者病情诊断不明,也可以在住院期间进行皮肤病理检查。不过,皮肤病理活检取下的标本需要送到病理科进行一系列的处理才能制成病理切片,然后再由医生用显微镜来观察病变,这个过程根据不同医院的技术路线需要1天至数天的时间才能完成,而且有的疑难病理切片还要组织院内多位医生甚至外院的专家进行会诊才能得出诊断,因此不能立即得到结果。

4.做皮肤病理检查对身体有伤害吗?

皮肤病理检查只是切取黄豆至花生米大小的一块皮肤来进行检查,一般不会伤及重要血管及神经结构,对身体没有伤害,只是一个有微小创伤的检查而已。儿童和孕妇以及在哺乳期的妇女都可以进行皮肤病理检查。

5.做皮肤病理检查会留疤吗?

手术切除或者环钻取得的皮肤标本会到达真皮层,留下一个线状的小瘢痕。只要患者不是严重瘢痕体质,留下的疤不会太明显。表浅切削表皮病变的病理检查一般不会留疤。

6.用激光或者电刀切下来的组织可以做皮肤病理检查吗?

激光或电刀会破坏细胞结构和形态,影响皮肤病理诊断的准确性,因此不建议用上述方法来获得组织标本。

7.做了皮肤病理检查就一定能确诊疾病吗?

皮肤病理检查是确诊疾病的重要措施之一,是诊断肿瘤性皮肤病、大疱性皮肤病、长期诊断不明的皮肤病、治疗效果不好的皮肤病的"金标准"。但是,某些疾病的皮肤病理并没有特异性,而且疾病发展是动态的,某一阶段取得的病理结果不能反映疾病的全过程,所以做皮肤病理检查并不能确诊所有疾病。

8.为什么皮肤病理检查一定要有皮肤科医生参与诊断才更有意义?

绝大部分的皮肤病理检查都需要皮肤科医生结合皮肤病的临床表现来做出诊断,尤其是炎症性皮肤疾病,病理医生只能给出描述性的诊断意见,需要皮肤科医生的参与才能获得准确度更高的病理报告。

9.特殊染色检查能够帮助诊断哪些疾病?

特殊染色是皮肤病理检查中的一项重要辅助手段,能够帮助诊断一些感染性皮肤病(细菌、真菌、寄生虫感染等)、代谢性或变性的皮肤病(如淀粉样变、穿通性皮肤病、黏蛋白沉积相关皮肤病等)、结缔组织病(红斑狼疮、皮肌炎等)等。

10.免疫组化检查能够帮助诊断哪些疾病?

免疫组化也是皮肤病理检查的一项重要辅助手段,能够帮助诊断某些皮肤肿瘤尤其是皮肤淋巴瘤,辅助诊断皮肤淋巴增生性疾病,判断病变的起源等。

11.免疫荧光检查能够帮助诊断哪些疾病?

直接免疫荧光检查能够帮助诊断某些自身免疫性大疱性皮肤病(如天疱疮、类天疱疮、疱疹样皮炎、线状 IgA 大疱性皮肤病等)、结缔组织病(红斑狼疮等)、血管炎等。

12.皮肤病理报告建议去上级医院会诊,遇到这种情况该怎么办?

这种情况一般是因为疾病比较复杂,需要去上级医院请更高水平的医生来帮助诊断,最好让主管医生或病理医生推荐医院并联系好会诊医生。患者本人或家属携带身份证去医院病理科或皮肤病理科找工作人员缴押金,借出病理切片,准备一定数量的病理白片(上级医院需要做免疫组化或特殊染色),通过快递寄给会诊医生或亲自去找会诊医生。完成会诊后需要携带会诊诊断意见书并把切片交回当地医院,取回押金。

13.为什么皮肤病理检查报告上只有病理描述却没有诊断结果?

皮肤病理检查只是用来诊断皮肤病的工具之一,很多活检皮损的疾病并不能完全依靠皮肤病理来确诊。病理描述是代表所取活检部位皮损的一种疾病状态,可以提示临床医生根据病理描述,结合临床皮损特点及其他辅助检查手段来进行疾病诊断。而且很多皮肤病的病理检查并没有确诊疾病的价值,医学上叫非特异性改变,病理描述是用来与其他疾病进行鉴别的,因此无法写上诊断结果。

14.为什么很多医院不能开展皮肤病理检查?

皮肤病理检查需要具备优秀的、懂皮肤病理的临床医生(培养周期非常长,而且对医生的要求也非常高,甚至可以认为一家医院的皮肤病理医生诊断水平能够代表其诊断疑难皮肤病的水平),皮肤外科医生(很多医院皮肤科没有这个亚专业),设施完善的病理科,足够大的皮肤科门诊量这些条件,很多医院并不具备这些条件。

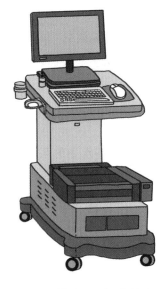

皮肤影像检查

1.皮肤影像检查都有哪些项目?

目前,常用的皮肤影像检查包括皮肤镜、皮肤CT(又称"在体反射式激光共聚焦显微镜")和皮肤超声等项目,是在医院的皮肤科做。根据诊断疾病的难易程度和检查部位的多少,一般在几分钟至十几分钟内即可拿到皮肤影像检查的结果。目前,皮肤影像检查都是实时、动态、无创的检查,没有任何辐射,对身体没有任何伤害,可以放心去做。

2.什么是皮肤镜?

皮肤镜不仅是单纯的电子放大镜(可以把皮损放大几十倍到数百倍),而且带有偏振光功能,可以滤除对观察皮损细节有影响的光线,可以更清晰地观察皮损的色素及血管等结构,进而帮助以下疾病的诊断:

(1)各种痣、恶性黑素瘤、基底细胞癌、脂溢性角化病、光线性角化病、血管瘤等各种良恶性肿瘤。

(2)各种脱发疾病:雄激素性脱发、斑秃、休止期脱发、拔毛癖等。

(3)多种感染性或传染性疾病:各种人类乳头瘤病毒(HPV)感染性疣、传染性软疣、疥疮、虱病、头癣等。

(4)炎症性皮肤病:银屑病、玫瑰痤疮、扁平苔藓、红斑狼疮等。

3.为什么做了皮肤镜检查,医生还建议做皮肤病理检查?

皮肤镜虽然能比肉眼更精确地观察皮损的细微结构,能够大大提高皮肤病诊断的准确率,但还是有一定的误诊率,尤其是对某些肿瘤性病变、炎症性病变或病变较深的皮损,还需要做皮肤病理检查才能最终确诊。

4.什么是皮肤CT检查?

皮肤CT的检测光源其实是激光,没有辐射性,因此怀孕期间可以安全地

做皮肤CT检查。另外,皮肤CT可以通过细胞水平的成像来观察色素沉积的部位、数量和深度,一般以下疾病需要做该检查:

(1)各种白斑:白癜风、贫血痣、无色素痣、白色糠疹、炎症后色素减退、硬化性萎缩性苔藓等。

(2)各种黑斑:黄褐斑、太田痣、色素痣、雀斑、褐青色痣、炎症后色素沉着、老年斑、脂溢性角化病、色素型基底细胞癌、恶性黑素瘤等。

(3)炎症性皮肤病:银屑病、玫瑰糠疹、扁平苔藓、红斑狼疮等。

(4)感染性疾病:各种疣、传染性软疣、毛囊虫、体癣、手足癣、花斑糠疹等。

5.做皮肤CT检查前需要做哪些准备?

毛发区域需要把皮疹周围至少3厘米直径的毛发剃除,其他部位要洗去表面的化妆品及药膏。

6.指(趾)甲上有"黑斑"应该做皮肤镜还是皮肤CT检查?

皮肤CT检查需要直径大约3厘米的平整部位,指(趾)甲部位不能满足这个条件,因此不宜选择皮肤CT检查。而皮肤镜可以比肉眼更精确地观察指(趾)甲黑斑病变的细微变化,早期发现恶变的可能,以辅助判断是否需要做进一步的创伤性病理检查。

7.同一处皮损能同时做皮肤镜和皮肤CT检查吗?

皮肤镜通过观察色素及血管等的改变来辅助诊断皮肤病,皮肤CT通过更细微的细胞水平的病变来辅助诊断皮肤病,只要皮损区域有直径大约3厘米的平整部位,就可以同时做这两项检查,二者相互印证,能大大提高疾病诊断的准确度。

8.皮肤高频超声检查能帮助诊断什么疾病?

皮肤高频超声检查主要用于各种良恶性皮肤肿瘤、囊肿等的辅助诊断,尤其是术前判断病变的轮廓和深度、术后监测治疗效果及判断是否复发等。另外,在硬皮病、下肢浅表血管疾病、压力性溃疡、淋巴性水肿和皮肤老化等非肿瘤疾病的诊断方面,皮肤高频超声检查具有重要的临床应用前景。

高频超声具备检测外伤后软组织中残留异物的能力,如果未检测到这些异物,可能会导致感染、过敏,甚至残疾。

便携式高频超声也可以帮助社区医师快速而准确地在软组织感染的患者身上区分脓肿和蜂窝织炎,使得相关患者能够在基层获得合理治疗,极大地提高了基层医疗的服务质量。同样,便携高频超声对于囊肿破裂、血管瘤溃烂/血栓、化脓性汗腺炎、蜂窝织炎、蝇蛆病、甲下脓肿等症状显著但判断困难的感染性疾病都有很好的诊断作用,适用于医疗资源缺乏的区域,或者是院前急救等场景。

9.皮肤超声检查与普通超声检查有什么区别?

二者的检查探头频率不一样,普通超声的频率一般是 2～10 MHz,检测深度可以到达内脏。检测皮肤所应用的超声频率更高,且跨度较大,覆盖 10～100 MHz的范围,经常需要配备多把探头。20～25 MHz 的超声可显示表皮、真皮、皮下软组织及三者之间的交界,但在显示细节方面仍然存在困难。50～100 MHz的超声可用于观察表皮及真皮浅层的细节,但其显示范围局限于表皮、表皮与真皮交界,无法显示真皮深层及以下。随着超声波频率的进一步提高,其生物学效应如热损伤或空化效应逐渐显现,可能对活体产生损害。

10.为什么做某些皮肤肿物切除手术之前,医生建议我先做个皮肤超声检查?

皮肤超声能够帮助手术医生术前判断肿物的范围和轮廓,初步判断肿物良恶性,以便更好地决定手术切除的范围,减少复发。

伍德灯检查

1.伍德灯是什么?

伍德灯又称"伍氏灯"或者"过滤紫外线灯",可以发出 320～400 纳米长波紫外线,在暗室里用其照射患处可辅助诊断某些皮肤病。

伍德灯检查是无创的,短时间低能量照射长波紫外线对身体没有伤害,儿童和孕妇都可以做。伍德灯检查可以实时得到检查结果。

2.做伍德灯检查需要做什么准备?

检查前不能化妆,检查部位不要涂药,皮肤部位不能残留香皂、肥皂等,尽量穿纯棉衣物,检查面部时需要闭眼。

3.伍德灯能诊断哪些疾病?

伍德灯常用于以下疾病的诊断和疗效判断:

(1)诊断和鉴别诊断:色素性皮肤病(各种白斑和黑斑)、皮肤感染(细菌、真菌)、红斑鳞屑性皮肤病(银屑病)和代谢性皮肤病(卟啉病)等。

(2)疗效判断:白癜风、痤疮等。

4.伍德灯检查能诊断白癜风吗?

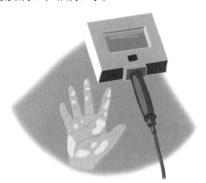

伍德灯虽然比肉眼观察白癜风皮损色素脱失情况更准确,但是对于早期白癜风,还是不能完全确诊。伍德灯只是一个辅助检查手段,需要进一步观察白斑的变化情况来判断是否为白癜风。

实验室检查

1.真菌镜检涂片检查和真菌荧光抗体检查对身体有害吗?

这两项检查只是刮取少量皮屑、毛发或者指(趾)甲碎屑等来做检查,对身体没有任何伤害。

刮取标本的刀片一人一换,且经过高温消毒,不会传染其他疾病。

2.真菌学检查结果阴性能排除真菌感染吗?

不能完全排除,因为检查结果与是否应用过抗真菌药物、刮取标本的数量和取材位置,以及检查者经验等都有关。必要时需要重复多次检查才能排除真菌感染。

3.做真菌镜检和真菌荧光抗体染色多长时间能拿到结果?

做完后一般数分钟到半小时内即可拿到结果。如果同时检测的患者数量较多,可能等待的时间会相应延长。

4.做真菌培养能马上拿到结果吗？

不能,真菌培养后出结果的时间不是固定的。根据真菌培养种类的不同以及真菌种类的不同,生长的时间也会有所差异,一般需要 3 天至 2 周的时间才能出结果。

5.医生怀疑我得了疥疮,查疥螨阴性能排除疥疮吗？

不能完全排除。因为疥螨镜检阳性率并不是 100％,因此还要根据其他信息综合判断。如果查疥螨虫体或虫卵阳性,则可以确诊疥疮。

6.什么是斑贴试验？

斑贴试验是把检测试剂贴在上背部或前臂屈侧的正常皮肤上,在指定时间内观察贴敷处皮肤变化,以判断接触物是否使人过敏或产生刺激的一种检测方法。斑贴试验能查出部分接触致敏的过敏原。斑贴试验处不能沾水和大量出汗,会导致胶布脱落,因此不能洗澡和剧烈运动。

斑贴试验

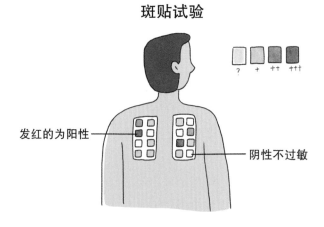

7.斑贴试验多久出结果？

(1)两次判读法:贴敷 48 小时后去除检测试剂,做第一次结果判读;去除试剂后 48～96 小时再做第二次结果判读。

(2)一次判读法:贴敷 48 小时后自己去除检测试剂,去除试剂 24 小时后去医院就诊,由医生进行结果判读。

(3)如果患者在未出判读结果时就出现了明显过敏反应,可自行去除检测试剂，立即到医院做相应处理。

8.做斑贴试验前需要停口服药吗？

受试前 2 周和受试期间服糖皮质激素、受试前 3 天和受试期间服用抗组胺类药物可能会影响结果，这些药物需要在规定的时间内停服。

9.抽血化验过敏原需要空腹吗？

不需要空腹，进食不影响抽血查过敏原的结果。目前没有百分百准确的过敏原检查方法，抽血查过敏原的结果需要专业医生结合临床病史来综合判断，不能单独凭抽血查过敏原阳性或阴性结果而盲目忌口。抽血查过敏原只是判断是否对某种东西过敏的一种辅助检查手段。

10.做尿道分泌物检测需要憋尿吗？需要憋多长时间？

检查前最好不要排尿，因为排尿会冲洗掉尿道分泌物，使分泌物减少或消失，而影响检查结果。尿道停止排尿时间越长，分泌物蓄积越多，越容易取到分泌物。一般要求憋尿 1～2 小时以上。

11.取尿道分泌物做检查的时候出血了怎么办，感觉很痛是正常的吗？

尿道拭子插入尿道时会因刺激而产生疼痛，黏膜脆弱时也可能会出血，这些都是可能出现的正常现象，无须紧张，检查后多喝水多排尿，不要吃辛辣刺激食物即可。

12.做醋酸白试验后多久可以出结果？阳性一定意味着尖锐湿疣吗？

用 5％冰醋酸做完试验后 2～5 分钟看结果。阳性不一定意味着尖锐湿疣，只要有浅表糜烂面，都可能变白，这种情况属于假阳性。

（于海洋）

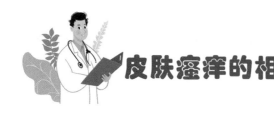

皮肤瘙痒的相关知识

1.什么是瘙痒?

瘙痒是皮肤病患者最常见的症状,可轻可重,根据发生时间可分为持续性、阵发性或间断性瘙痒,根据瘙痒范围可分为局限性或泛发性瘙痒。瘙痒是一种能引起搔抓欲望的感觉,常见于荨麻疹、慢性单纯性苔藓、丘疹性荨麻疹、药疹、湿疹、疥疮等,一些系统性疾病如恶性淋巴瘤、糖尿病等也可伴发瘙痒。

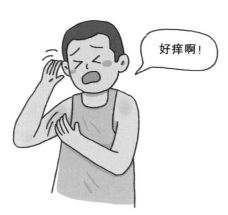

好痒啊!

2.什么是瘙痒症?

瘙痒症是一种仅有皮肤瘙痒而无原发性皮损的皮肤病。其原发症状是皮肤瘙痒,由于瘙痒之后搔抓,可出现抓痕、血痂、色素沉着等。瘙痒是一种症状,而瘙痒症是一种疾病。

3.痒了就挠靠谱吗?

不靠谱。瘙痒时应尽量避免搔抓,搔抓不仅会破坏皮肤屏障,还可促进一些炎症介质释放,导致皮肤炎症,从而使得越痒越抓、越抓越痒,皮肤会越抓越厚,给后续的治疗带来困难。

4.瘙痒时可以用热水烫或肥皂洗吗?

不能。很多人在用热水烫过瘙痒部位后会觉得瘙痒减轻,这是因为高温使得皮肤末梢神经暂时性被麻痹,患者短时间会觉得瘙痒减轻。但热水烫、肥皂洗会使得皮肤油脂减少,从而破坏皮肤屏障,使皮肤变得干燥、脱屑,过后会更加瘙痒,因此应尽量避免用热水烫或肥皂洗。

5.瘙痒时不能吃"发物"吗?

因人而异。瘙痒的原因有很多,"发物"过敏仅是个别现象,也没有明确证据表明"发物"会加重瘙痒,不建议因为瘙痒而过分忌口。如果患者确实在吃了某些食物后瘙痒加重,则应该忌食,如果吃"发物"对瘙痒没影响,那就无须忌口。

6.瘙痒时可以喝酒吗?

不建议。酒精有扩张血管的作用,也能够加速体内水分流失,会引起皮肤干燥以及缺水;酒精也可能会刺激毛细血管,引起血管扩张,使血液从毛细血管内渗到皮下组织,刺激皮下组织内的浅表感觉神经末梢,引起神经兴奋,产生瘙痒感觉。

7.为什么冬天皮肤更容易瘙痒?

冬天更容易出现皮肤瘙痒,主要是由于冬天天气干燥,气温较低,皮脂腺和汗腺分泌减少,皮肤缺乏皮脂的保护。而且,部分人在冬天洗澡时所用水温过高,洗澡次数过多,时间过长等,也会破坏皮肤表面的皮脂膜,加重皮肤干燥,所以更容易出现瘙痒。

8.为什么小腿更容易痒?

小腿更容易痒主要是因为小腿部位的皮脂腺分布较少,而且很多人喜欢泡脚,在泡脚的同时还喜欢用热水清洗小腿,所以小腿更容易痒。

9.为什么老年人更容易得瘙痒症?

这主要是因为老年人的皮脂腺和汗腺分泌功能减退,老年人体内固有水分和细胞中的水分逐渐减少,所以更容易出现皮肤干燥,加上老年人神经退行性变,也容易出现瘙痒;与老年人的生活习惯也有关系,部分老年人喜欢搓澡、泡澡、烫澡,还喜欢用碱性肥皂甚至硫磺皂,且洗完澡不注意擦保湿润肤剂,使本来就干燥的皮肤失去了皮脂的滋润而更容易出现皮肤瘙痒的症状。还有一个重要的原因,老年人的某些基础性疾病也可以引起瘙痒,如肝肾功能异常、糖尿病等,恶性肿瘤诱发的瘙痒往往比较顽固。因此,当老年性瘙痒常规治疗无效时,需进行系统性查体。

10.如何治疗老年瘙痒症?

要积极就医,查找可能引起瘙痒的原因,排除内科疾病的可能。如果瘙痒由内科疾病所致,要积极治疗原发病;如果瘙痒由皮肤干燥所致,要减少洗澡的次数,水温不宜过高,一般不宜超过 39 ℃,不要用热水烫澡,洗澡时间不宜过长,以 15~20 分钟为宜,洗澡时不宜用碱性较强的肥皂,洗完澡在刚擦干皮肤后要立刻涂抹保湿润肤剂以锁住皮肤水分;内衣要穿纯棉的,要宽松舒适,不要穿过紧的或化纤的;要避免搔抓,瘙痒明显时可适当涂抹止痒药膏,避免形成愈抓愈痒、愈痒愈抓的恶性循环;少吃或不吃辛辣刺激性食物,多吃新鲜蔬菜、水果,不喝酒,少饮或不饮浓茶和浓咖啡;注意生活规律,不要过度劳累,保持大便通畅。

11.哪些原因可以引起肛周瘙痒?

(1)可引起肛周瘙痒的常见疾病有肛周湿疹、瘙痒症、神经性皮炎、痔疮、肛瘘等。

(2)某些寄生虫感染也会引起肛周瘙痒,如蛲虫等。

(3)接触刺激等因素也可引起肛周瘙痒,如接触了引发过敏的清洗剂、药物等,长时间穿紧身化纤类衣物刺激等都可引起肛周瘙痒。

(4)由于肛周容易出汗,使用肥皂、沐浴液等过度清洗刺激易导致皮肤干燥、肥厚,引起瘙痒。

12.如何缓解肛周瘙痒?

(1)注意肛周卫生,建议便后或睡前以温开水清洗肛周,避免用热水烫洗,避免用肥皂、沐浴液等过度清洗。

(2)避免搔抓,内裤应选择纯棉、透气性好的。

(3)清淡饮食,忌食辛辣刺激性食物,戒烟酒。

（4）出现问题及时就诊，正规诊疗。

13.女性外阴瘙痒怎么办？

女性外阴较为敏感，外阴瘙痒是比较常见的一种症状，很多疾病及外来刺激都可引起瘙痒。应对外阴瘙痒，应注意保持外阴清洁干燥，勤洗、勤换内裤，应选择宽松、透气的全棉内裤，忌食辛辣、刺激性食物，戒烟戒酒，避免搔抓及用热水烫或用肥皂洗等。很多妇科及皮肤疾病都可以出现外阴瘙痒，因此出现外阴瘙痒时应尽早就医，查明原因，针对病因进行治疗，避免乱用药。治疗期间应避免性生活，必要时夫妻双方同时接受治疗。

14.哪些系统性疾病可能引起瘙痒？

有很多可以引起瘙痒的系统性疾病，最常见的是糖尿病、尿毒症、甲亢或甲低、肝胆系统疾病、各种癌症、血液系统疾病等。对于常规治疗效果不好的患者，尤其是老年患者，建议全面查体以排除体内病变可能。

（徐敬星）

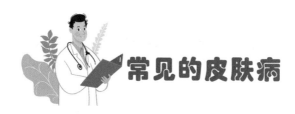

常见的皮肤病

单纯疱疹

1.什么是单纯疱疹?

单纯疱疹俗称"口疮",是由单纯疱疹病毒(HSV)引起的。人在熬夜、劳累、免疫力低的时候,或着急上火之后,鼻部、唇部或口角会出现水疱,偶尔伴有疼痛、瘙痒,容易反复。HSV-1型初发感染多发生在5岁以下幼儿,通过生活密切接触感染,主要引起生殖器以外的皮肤黏膜感染。因此,幼儿感染单纯疱疹病毒后可以发生单纯疱疹。HSV对外界抵抗力不强,56℃加热30分钟、紫外线照射5分钟或乙醚等脂溶剂均可使之灭活。

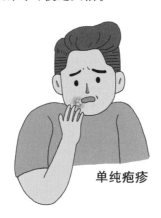

单纯疱疹

2.单纯疱疹的发病原因是什么?

单纯疱疹由单纯疱疹病毒(HSV)引起,根据病毒蛋白抗原性不同,可分为Ⅰ型(HSV-1)和Ⅱ型(HSV-2),两者基因组同源性为47%～50%。其中,HSV-1

主要引起口唇部位感染，HSV-2 可感染生殖器部位皮肤与黏膜，引起生殖器疱疹。

另外，发热、受凉、曝晒、劳累、腹泻、机械刺激等原因均可导致单纯疱疹反复发作。

3.单纯疱疹会传染吗？

HSV 可存在于感染者的疱液、口鼻和生殖器分泌物中。因此，接触患者的水疱及口鼻、生殖器分泌物可感染单纯疱疹。单纯疱疹的传染源为患者和带毒者，传播途径为直接接触或性接触，病毒可以通过破损的皮肤、黏膜感染。

HSV-1 初发者主要为 5 岁以下的幼儿，通过亲吻或生活密切接触感染，引起除生殖器部位以外的皮肤黏膜感染。HSV-2 型初发感染主要发生在成人，通过密切性接触传播，引起生殖器部位感染。

4.单纯疱疹有哪些皮肤表现？

疱疹性龈口炎较为常见，绝大多数由 HSV-1 引起，好发于口腔、牙龈、舌、硬腭、咽等部位。皮损表现为迅速发生的群集性小水疱，很快溃破形成表浅溃疡，也可开始即表现为红斑、浅溃疡。疼痛较明显，可伴有发热、咽痛及局部淋巴结肿痛。1～2 周即可痊愈。

部分患者原发感染消退后，同一部位会反复感染。感染好发于口周、鼻周、外阴，也可见于口腔黏膜等部位。发作早期局部常自觉灼热，随后出现红斑、簇集状小丘疹和水疱，可融合，数天后水疱破溃形成糜烂、结痂愈合。1～2 周即可痊愈。

此外，HSV-2 感染生殖器部位黏膜及皮肤，则引起生殖器疱疹。

5.单纯疱疹患者日常生活应该注意哪些事项？

生活作息规律，保证充足睡眠，保持心情舒畅。合理饮食，禁食辛辣刺激食物和烟酒等。避免过度摩擦刺激皮损部位。一旦患病，建议到正规医院的专业科室就医，以免延误病情。

6.单纯疱疹有哪些治疗方法呢？

(1)内服：对于初发型，可选用阿昔洛韦、伐昔洛韦或泛昔洛韦，疗程 7～10 天；对于复发型，采用间歇疗法，最好出现前驱症状或出现皮损 24 小时内开始治疗。药物与初发型相同,疗程一般为5天。

(2)常用外用西药:单纯疱疹外治以抗病毒、收敛、干燥和防止继发感染为主。可选用3%阿昔洛韦软膏、1%喷昔洛韦乳膏或炉甘石洗剂。继发细菌感染时,可用夫西地酸乳膏、莫匹罗星软膏。对于疱疹性龈口炎,应保持口腔清洁,可用口腔含漱溶液漱口。

(3)中医可根据辨证论治口服中药或中药外洗等,均具有较好的疗效。

带状疱疹

1.什么是带状疱疹?

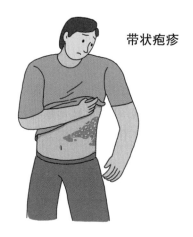

带状疱疹

带状疱疹是一种在皮肤出现红斑基础上形成的簇状水疱,多呈带状分布,为痛如火燎的急性疱疹性皮肤病,俗称"缠腰龙""缠腰火丹""蛇串疮"等。

皮损好发部位依次为肋间神经、脑神经和腰骶神经支配区域,常先出现红斑,很快出现粟粒至黄豆大小丘疹,簇状分布而不融合,继而迅速变为水疱,疱壁紧张发亮,疱液澄清,外周绕以红晕,各簇水疱群间皮肤正常。

2.为什么会得带状疱疹?

现代研究表明,水痘-带状疱疹病毒是引起水痘和带状疱疹的共同病原体;原发感染表现为水痘或隐性感染,潜伏在神经细胞中的病毒再度活化则引起带状疱疹。创伤、疲劳、恶性肿瘤、病后虚弱、使用免疫抑制剂等因素均可导致带状疱疹发作。

3.带状疱疹患者的皮肤有哪些表现?

带状疱疹患者发疹前可有乏力、发热、食欲减退等全身症状,患处皮肤可有灼热或灼痛,触之有明显的痛觉敏感。常先出现红斑,很快出现粟粒至黄豆大小的丘疹,簇状分布而不融合,继而迅速变为水疱,疱壁紧张发亮,疱液澄清,外周绕以红晕,各簇水疱群间皮肤正常。皮损沿某一周围神经呈带状排列,多发生在身体的一侧,一般不超过正中线。带状疱疹常伴有神经痛和局部淋巴结肿痛,严重时可能并发周围性面瘫、听力障碍及疱疹性脑膜炎等。

带状疱疹的皮损表现多种多样,与患者抵抗力差异有关,有顿挫型(仅出现红斑、丘疹而不发生水疱即消退)、大疱型、出血型、坏疽型等。此外,带状疱疹还存在特殊的临床表现,主要包括眼带状疱疹、耳带状疱疹、播散性带状疱疹等。

带状疱疹皮损痊愈后神经痛持续存在超过1个月为带状疱疹后遗神经痛。

4.带状疱疹患者日常生活应注意什么?

一旦患上带状疱疹,应及时就医。带状疱疹的主要治疗原则为抗病毒、止痛、消炎、防治并发症。此外,应注意以下几个方面:

(1)发病期间应注意休息,保持心情舒畅,以免肝郁气滞化火而加重病情。

(2)生病期间忌食肥甘厚味等。

(3)忌用热水烫洗患处,内衣宜柔软宽松,以减少摩擦。

(4)皮损局部保持干燥、清洁,忌用刺激性强的软膏涂敷,以防皮损范围扩大或加重病情。

5.带状疱疹传染吗? 带状疱疹容易误诊吗?

带状疱疹传染性很低,患者可以与家人正常生活。从理论上讲,在带状疱疹患者的水疱液或糜烂面中含有病毒,对于从未得过水痘或未接种水痘疫苗的人而言,有一定风险。对水痘-带状疱疹病毒无免疫力的儿童接触疱液之后可能会感染水痘,成年人则大多具有免疫力,故即使接触也不会发病。

带状疱疹是很常见的疾病,典型的带状疱疹很好识别,一般不会误诊。但是,临床上并非所有的带状疱疹都那么典型,也不一定是先出疱疹后发生神经痛,所以这就存在着误诊的可能,特别是如果患者之前就有其他疼痛性疾病,疱疹发作时容易与原来的疾病混淆,这样更容易误诊。

6.带状疱疹有哪些治疗方法呢?

系统治疗:①口服抗病毒药物:早期、足量抗病毒治疗,特别是50岁以上患者,有利于减轻神经痛,缩短病程,可选用核苷类抗病毒药如阿昔洛韦、伐昔洛韦、泛昔洛韦或溴夫定。②镇静止痛:对于急性期疼痛,可以选择非甾体抗炎药

(如双氯芬酸钠)、三环类抗抑郁药(如阿米替林)。神经痛明显者可以单用加巴喷丁或普瑞巴林。③糖皮质激素:早期合理应用小剂量糖皮质激素可抑制炎症过程,缩短急性期疱疹相关性疼痛的病程,无禁忌证的老年患者可口服泼尼松,每天 20～30 毫克,疗程 1 周左右。

带状疱疹西医外治疗法以抗病毒、干燥、消炎为主。①疱液未破时可外用炉甘石洗剂、阿昔洛韦乳膏或喷昔洛韦乳膏。②疱疹破溃后可酌情用 3％硼酸溶液或 1：5000 呋喃西林溶液湿敷,外用 0.5％新霉素软膏或 2％莫匹罗星软膏。③物理治疗:紫外线、频谱治疗仪、红外线等局部照射,可促进水疱干涸结痂、缓解疼痛。

中医可根据辨证论治口服中药及中药外洗、针灸等,均具有较好的疗效,特别是对带状疱疹后遗神经痛疗效颇佳。

7.带状疱疹的预后如何?

带状疱疹痊愈后可获得较持久的免疫,一般不会再发,但创伤、疲劳、恶性肿瘤、病后虚弱、使用免疫抑制剂等因素可导致带状疱疹的复发。

8.带状疱疹能预防吗?

理论上,带状疱疹可以自愈,但带状疱疹往往会伴随明显的神经症状,包括瘙痒与疼痛,部分人甚至出现剧烈疼痛,在皮疹缓解后,也会持续相当长的一段时间,严重影响工作、生活。长此以往,甚至可以导致神经衰弱、抑郁等严重的精神障碍问题。根据感染部位及严重程度不同,还可能会出现失明、味觉及听力受损、脑炎及瘫痪等严重并发症。因此,带状疱疹极其痛苦,对于带状疱疹本身,预防胜于治疗,尽早接种带状疱疹疫苗是最有效的手段之一。

9.什么样的人适合接种带状疱疹疫苗?

疼痛是带状疱疹患者的主要症状,带状疱疹的疼痛程度可以有很大差异,与患者的发病年龄有很大关系,年龄偏大的患者往往疼痛更剧烈,甚至部分老年人会因为剧烈的神经痛而寝食难安。并且,由于老年人自身修复能力较弱,在皮疹消退之后,疼痛可能还会持续一段时间。因此,重组带状疱疹疫苗适用于 50 岁及以上人群。

10.什么样的人不适合接种带状疱疹疫苗？

（1）对药品任何成分过敏或注射后产生严重过敏反应者。

（2）水痘-带状疱疹病毒免疫测试阴性者，即从没有得过水痘，对水痘没有免疫力的人群。

（3）带状疱疹发病期患者。

（4）哺乳期或孕期女性。

（5）接种前 24 小时使用了特定抗病毒药物（如阿昔洛韦、泛昔洛韦或伐昔洛韦）的患者。

此外，患有急性严重发热疾病时应推迟接种；血小板减少症患者或者任何凝血功能紊乱患者因可能发生出血反应，不应接种疫苗；具有带状疱疹史的个体、患有多种并发症的个体及免疫抑制人群应基于个体情况权衡利弊，评估是否适合接种。

11.有基础疾病的老人可以接种带状疱疹疫苗吗？

对于患有基础疾病的人群，可以根据自身的具体情况，在权衡利弊后判断是否进行接种。

现有资料显示，在安全性方面，针对患有基础疾病（高血压、糖尿病、哮喘、呼吸系统疾病、各种肾脏疾病、骨关节炎、脊椎疾病等）的人群，带状疱疹疫苗接种在严重不良反应、潜在免疫介导疾病和死亡发生率等方面没有明显不良影响。总的来说，对于这类人群以及正在服用相关药物（如降压药、降血糖药、降血脂药等）者，是可以接种的。

但对于存在免疫缺陷（白血病、淋巴瘤、器官移植）者或接受免疫抑制治疗（使用生物制剂、中高剂量泼尼松等皮质类固醇药物及化疗药物等）者，不推荐接种疫苗。

12.接种带状疱疹疫苗会有什么不良反应吗？有什么注意事项？

目前数据显示，带状疱疹疫苗的安全性较高。目前，国内上市的带状疱疹疫苗属于非活疫苗，可能出现的不良反应较少，最常见的不良反应是可能在注射后出现注射部位发红、肿胀疼痛等症状，全身可能出现肌痛、疲乏、头痛、寒战、发热、胃肠道症状（如恶心、呕吐、腹泻和腹痛）等，一般不良反应程度较轻，不需特殊处理，1～3 日可自行缓解。在接种后 2～3 天，可能会出现疲乏等不适,可能轻微影响驾驶和操作精密机器能力。

注意接种后多休息,清淡饮食,注射部位 24 小时勿碰水。

水痘

1.什么是水痘?

水痘是由水痘-带状疱疹病毒初次感染引起的急性传染病。未接种疫苗人群普遍易感,尤以幼儿、学龄前及学龄期儿童常见。

水痘具有传染性,主要通过呼吸道飞沫和直接接触传播,也可通过接触被病毒污染的用具传播,如水杯、玩具、门把手等。

2.水痘有什么症状? 如何辨别?

水痘通常潜伏 2 周左右,感染初期可出现发热、乏力等不适症状,但比较轻微。发病 1～2 天后出疹,呈向心性分布,先见于躯干、头部,而后逐渐蔓延至颜面部及四肢。

水痘的出疹特点:初期为粉红色小丘疹,经 1～2 天变成椭圆形、绿豆大小的水疱,水疱周围呈淡红色,3～4 天后疱疹干缩结痂。需 1～3 周痂皮脱落,不继发细菌感染则通常不留疤痕。因为皮疹是在发病后一批批陆续出现的,因此在患儿皮肤上可见到丘疹、疱疹、痂皮同时存在。部分患儿伴有 39 ℃以上高热,有头痛、四肢酸痛、食欲缺乏、精神萎靡,少数患者会出现肺炎等并发症。

3.接种了水痘疫苗就不会得水痘吗?

即使接种了水痘疫苗,部分孩子还是会被传染,因此还需要在平时生活中加强防范。不过,疫苗会减轻病情的严重程度,或者也可以说会降低被传染的概率。研究发现,接种 1 剂次水痘疫苗的保护效果在 20%～90%,平均水平在 70%,而接种 2 剂次的保护效果接近 100%。目前,部分地区已调整为 2 剂次的接种程序。

4.为什么中小学、托幼机构容易暴发水痘疫情?

任何年龄的人都可能感染水痘,但以婴幼儿和学龄期儿童多见,小朋友免疫力低下，在学校的时间长，又互相密切接触，该病传染性极强，主要经呼吸道和日常接触传播，因此托幼机构和中小学等集体单位易暴发疫情。一旦暴发水痘疫情，患儿要隔离治疗，一直隔离到全身水疱完全干燥结痂、脱落为止。

5.如何预防水痘？

推荐接种水痘疫苗；避免接触水痘患者；在冬春季节呼吸道传染病流行期间，应尽量减少到人群拥挤的公共场所；保持环境整洁，定期开窗通风，保证空气流通；平时注意个人卫生；适量进行运动，锻炼身体，增强抵抗力。

6.出过水痘就可以高枕无忧了吗？

水痘的临床表现或症状一般并不严重，但其传染性强，主要经直接接触水痘疱疹液和呼吸道飞沫传播，也可通过被病毒污染的用具（包括玩具）传播，易感染儿童接触后 90% 可发病。感染后须隔离，直到全部皮疹干燥、结痂、脱落为止。

社会上关于"出一次水痘则终身安全"的说法是不科学的。水痘发生后，机体一般会发生终身免疫，成人再次感染的确不多见，但在营养不良、恶性肿瘤、白血病、糖尿病及长期使用免疫抑制剂、糖皮质激素等机体免疫力下降的情况下，还是不能排除二次感染的可能。

7.水痘是儿童的"专利"吗？

虽然水痘多发于 2～10 岁儿童，但它并非儿童"专利"，而且成人一旦感染，高烧、头痛、呕吐、周身不适等症状明显比儿童更严重，病程也比儿童长一些。这可能与成年人对水痘病毒的反应性较强有关。而成人患者绝大多数有熬夜、过度疲劳、精神紧张、压力大等影响身体抵抗力的因素。不管是什么原因，一定是因为免疫力低下才会让病毒有机可乘。月经期，年老，患有肿瘤、艾滋病等其他疾病，也可能成为水痘的诱因。

另外，慢性病患者，特别是正在服用激素药物的人，更要加倍小心，因为水痘会引发肺炎、脑炎等并发症。因此，无论儿童还是成人，一旦染上水痘，首先应该多休息、多饮水，少饮酒、少吃辛辣刺激食物，并及时到医院进行正规的抗病毒治疗，不要自己随便挤、抠水疱，避免留下疤痕或引起继发性感染。

8.孩子出水痘,家长应如何护理?

保持环境整洁,定期开窗通风,饮食清淡,保证孩子的充足睡眠。孩子出水痘的时候一般都会发痒,可在医生的指导下使用适当的止痒药。如果孩子很小,可给孩子戴上棉质手套或及时为患儿剪去指甲,防止孩子抓破疹子而发生皮肤感染。

水痘的传染性很强,若孩子长了水痘,则要在家休养,避免接触其他孩子,防止交叉感染,直到身上的疹子完全结痂并脱落。

传染性软疣

1.传染性软疣是什么?

传染性软疣是由传染性软疣病毒引起的一种传染性皮肤病,俗称"水瘊子"。

传染性软疣病毒属于痘病毒,目前发现 4 型及若干亚型。儿童患者几乎均由 MCV-1 型所致,但约 60%免疫功能低下者(尤其是 HIV 感染者)由 MCV-2 型所致。

传染性软疣有传染性,病毒通过直接接触传染,也可自体接种。通常在公共浴室或游泳池中被传染,也可通过性接触传染。

2.哪些人群更易感染传染性软疣?

传染性软疣多见于儿童及青年人,潜伏期变化很大,估计在 1 周至 6 个月。临床上,特应性皮炎患者传染性软疣发病率更高,且易泛发。在结节病、白血病、艾滋病患者中,可发生广泛性传染性软疣,提示细胞免疫功能对控制和清除感染起十分重要的作用。

3.传染性软疣有哪些临床表现?

皮损初起为白色、半球形丘疹,逐渐增大至 5～10 毫米,中央微凹如脐窝,有蜡样光泽,挑破顶端后可挤出白色乳酪样物质,称为软疣小体。

皮损数目不定,或散在,或簇集,一般互不融合,可发生于身体任何部位,但最常见于颈部、躯干、下腹部及外生殖器部位。

4.传染性软疣患者日常生活中应该注意什么?

避免到公共泳池游泳,避免使用公共洗浴设施,不与他人合用毛巾、衣物等;注意个人清洁卫生,勤洗澡,勤换衣;尽量避免搔抓,防止自身接种传染。

5.如何治疗传染性软疣?

(1)疣体夹除术是治疗传染性软疣常用的有效方法,皮肤常规消毒后,用齿镊或弯曲血管钳将疣体夹破,挤出其内容物,然后外涂碘伏,以防细菌感染。
(2)激光、液氮冷冻等物理方法也可用于传染性软疣的治疗。
(3)合并细菌感染时,可先外涂 2%莫匹罗星软膏,感染得到控制后,再行疣体夹除术。

疣

1.疣是什么? 有传染性吗?

疣是由人乳头瘤病毒感染皮肤黏膜所引起的良性赘生物。

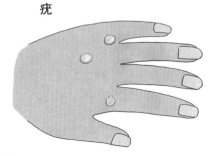

疣

疣具有传染性,传染源为患者和病毒携带者,人群普遍易感,以 16～30 岁为主,免疫功能低下及外伤者更易患疣。疣主要经直接接触或间接接触传播,生殖器疣的性接触传染属于直接接触传染,被 HPV 污染的衣物、用具等传染属于间接接触传染。

2.为什么会患"疣"?

HPV 属乳头瘤病毒科,呈球形,无包膜,直径 4～55 纳米。HPV 有 100 余种亚型,其中近 80 种与人类疾病相关。HPV 通过皮肤黏膜的微小破损进入上皮细胞内增殖,导致上皮细胞发生异常分化和增生,引起上皮良性赘生物。

3.疣有哪些类型?

疣在临床上多根据其皮损形态及发病部位的不同而进行分类,常见分类有寻常疣、扁平疣、跖疣、尖锐湿疣等。

寻常疣俗称"刺瘊""瘊子"。扁平疣俗称"扁瘊"。尖锐湿疣又称"生殖器疣",俗称"瘙瘊"。寻常疣发生于身体的任何部位,但以手足部居多。外伤和水中浸泡是常见的诱发因素。寻常疣典型皮损为黄豆大小或更大的灰褐色、棕色或皮色丘疹,表面粗糙,质地坚硬。扁平疣典型皮损为米粒至黄豆大小的扁平隆起性丘疹,圆形或椭圆形,表面光滑,质略硬,肤色正常或呈淡褐色,多骤然出现,数目较多且密集,可互相融合;搔抓后皮损可呈串珠状排列,即自体接种反应;好发于儿童和青少年,好发于颜面、手背、前臂等处。

4.皮赘和丝状疣是一回事儿吗?

丝状疣表现为疣体细长,顶端粗糙,质地较硬,与 HPV 感染有关,好发于颈、额、眼睑及腋下等。

皮赘又称"皮肤软纤维瘤",是发生于皮肤的良性增生物,常见于中老年人,以女性多见,好发于颈、腋窝、腹股沟皱褶等处。其表现为皮色或淡褐色柔软的丝状物,顶端光滑,无粗糙表现,常被误诊为"丝状疣"。皮赘为皮肤良性增生,其发病与病毒无关,故无传染性。

5.脸上的"老年斑"和"扁平疣"有啥区别?

"老年斑"即脂溢性角化病,是常见的良性皮肤增生性肿瘤,无传染性。其常表现为扁平淡褐色或皮色丘疹。如果此类扁平丘疹数量多,且发生于颜面及手部等,常易误诊为"扁平疣"。

6.跖疣有哪些临床表现?

跖疣是发生于足底的寻常疣,可发生于足底的任何部位,但以掌跖前部多见。外伤、摩擦、足部多汗等都可促进其发生。

跖疣皮损初起为细小发亮的丘疹,渐增至黄豆大小或更大,边缘绕以稍高的角质环,去除角质后可见毛细血管破裂出血而形成"小黑点"。

7.跖疣和"鸡眼"有啥区别?

跖疣为中央略凹的增生物,表面不光滑。如果用手术刀削去表面增生物,可以见到点状黑色斑点或出血,由HPV感染所致,因此,跖疣具有传染性。

"鸡眼"是足部皮肤长期受到挤压或摩擦而发生的病变,不传染。皮损为边界清楚的淡黄色或深黄色圆锥形角质栓,表面光滑,与皮面平或稍隆起。由于角质栓尖端压迫真皮层内末梢神经,站立或行走受压时自觉剧痛。"鸡眼"常见于中老年人以及长久站立和行走者,诱因则是行走时鞋子不合脚、长途步行或者砂砾进入鞋内。

8.疣患者日常生活中应该注意什么?

锻炼身体,不熬夜,情绪平稳,增加抵抗力,避免外伤,避免搔抓、挤压等,防止 HPV 传染到其他地方,建议到医院皮肤科咨询医生并接受治疗。

9.怎样治疗疣?

对于疣的治疗,西医主要采用物理治疗,冷冻、电灼、刮除和激光等都是有效的治疗方法,皮损数目较多者可以分批次治疗。

中医可根据辨证论治选择口服中药及中药外洗、火针治疗等。

（王小艳）

脓疱疮

1."黄水疮"是什么病？是由什么原因引起的？

脓疱疮的民间俗称是"黄水疮",因其所流出的黄水具有传染性而得名。脓疱疮是一种常见的细菌感染性皮肤病,多在儿童群体中流行。特点就像它的名字一样,会有水疱、脓疱,且易破溃形成脓痂。病原菌大多数是金黄色葡萄球菌,其次是白色葡萄球菌,也有少部分是溶血性链球菌。

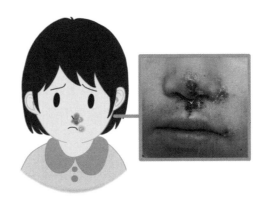

2.脓疱疮严重吗,会不会危及生命?

脓疱疮根据临床表现常分为两种:一种是大疱性脓疱疮,通常1～2天水疱即变成花生米大小或更大的水疱,之后疱液变混浊,脓液呈半月状沉积在疱底,脓疱破裂干燥后形成黄色脓痂;另一种是非大疱性脓疱疮,水疱很快变为脓疱,脓疱周围有明显的红晕,脓疱干燥后形成蜜黄色的厚痂。大部分脓疱疮在积极抗感染治疗后很快得到控制,一般不会危及生命,但有少数重症病例会出现发热、深部感染等,尤其在合并其他疾病导致免疫力低下的情况下,病情会更重。

3.脓疱疮传染吗? 患脓疱疮的小孩可以继续上幼儿园吗?

脓疱疮是一种细菌浅表感染引起的传染性皮肤病,在水疱、脓疱中有大量的致病球菌,可以通过接触传染,传播速度较快,可以在儿童群体中大范围流行,因此患脓疱疮的孩子不能继续上幼儿园,要居家隔离治疗,以切断传播途径,防止疾病蔓延。

4.得了脓疱疮怎么办?

首先要将患者隔离,以免继续传播,然后注意皮肤清洁干燥,避免将脓液弄到正常皮肤上,患者的衣物、毛巾等应消毒处理。如果患者有高热,或者皮疹很多,则需及时就诊,尽快使用抗生素控制病情,对于脓疱,可以外用莫匹罗星软膏或夫西地酸软膏抗感染。

5.脓疱疮治好了会留疤吗?

孩子的脓疱疮如果长到脸上,家长们会非常焦虑,担心会不会留疤。一般脓疱疮是不会留疤的,因为脓疱疮是一种很浅表的细菌感染,一般不会累及真皮,因此脓疱疮治好了以后一般不会留疤,家长们无须过度焦虑,要积极配合治疗,争取尽快治愈。

毛囊炎

1.身上反复出现带脓头的小红疙瘩是怎么回事？

身上总反复长小红疙瘩，有的还有小脓头，到底是怎么回事呢？有可能是细菌性毛囊炎。细菌性毛囊炎，顾名思义，就是毛囊细菌感染后出现化脓性炎症，主要病原菌是葡萄球菌，起初你可能会发现汗毛周围出现红色小疙瘩，很快小疙瘩顶端会出现米粒大小的脓疱，有时候会有轻微疼痛，一周左右会结痂脱落。

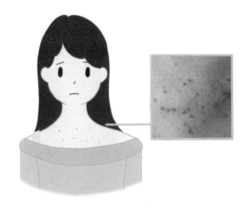

2.为什么会反复长细菌性毛囊炎？

既然细菌性毛囊炎是由细菌感染引起的，那么是不是行抗感染治疗就可以了？为什么会出现反复发病的情况呢？这与很多因素有关系，如皮肤局部不清洁，细菌拥有良好的生长环境，大量繁殖，最后导致毛囊炎症发生。还有搔抓等不良刺激，导致皮肤屏障破坏，细菌趁机进入毛囊，引起炎症。再就是其他疾病导致机体免疫力低下，机体对细菌的抵抗力下降，导致过度繁殖，也可以导致毛囊炎反复发生。

3.怎样预防和治疗细菌性毛囊炎？

细菌性毛囊炎容易反复发作，应该怎样预防呢？我们可以着手处理诱因，注意保持皮肤清洁，破坏细菌生长环境，去除过度定植的细菌。避免搔抓等不良机械刺激，保证皮肤屏障完整性。积极治疗基础疾病，提高免疫力，增强机体对细菌的抵抗力。如果还是不慎得了细菌性毛囊炎，该怎么治疗？如果皮疹比较多，及时到医院就诊，根据病情口服抗生素治疗，局部可以外用莫匹罗星软膏、夫西地酸软膏或者碘酊治疗。

4.头皮反复长毛囊炎后形成瘢痕导致脱发的地方还能再长出头发吗?

头皮反复长毛囊炎的人都会关心到底形成瘢痕导致脱发的地方还能不能长出头发,答案是否定的。有瘢痕形成可能是脱发性毛囊炎,脱发性毛囊炎是一种破坏性、永久性脱发的毛囊炎,由于毛囊萎缩或者被破坏,头发的"根"被破坏了,所以就不能再长出新头发了。

5.头皮反复长大脓包、流脓可能是什么病?

如果头皮反复长大脓包,还有臭臭的脓液流出来,那可能是得了头部脓肿性穿掘性毛囊周围炎。此病多发生在男性,起初在头皮出现少量毛囊炎,后来会慢慢变大形成半球形,半球形头皮上面的头发出现脱落,慢慢会变软,然后出现破溃流脓;有时相邻的脓包之间还会相互交通,形成大的脓腔;脓包此起彼伏,愈后留有瘢痕。

6."毛囊闭锁三联征"指哪三种疾病?

毛囊闭锁三联征,是与毛囊有关系的三种疾病,那到底包括哪三种疾病呢?它们分别叫作聚合性痤疮、化脓性汗腺炎、头部脓肿性穿掘性毛囊周围炎。由于它们的发病机制和组织病理变化相似,所以并称毛囊闭锁三联征。

7.头部脓肿性穿掘性毛囊周围炎可以手术切开排脓吗? 手术时机是什么时候?

头部脓肿性穿掘性毛囊周围炎形成的大脓包可以用手术的方法切开排脓吗? 答案是肯定的,因为本病的治疗困难,经常会形成大脓包。但是切开是有手术时机的,必须在有波动感的时候才可以切开排脓,否则有可能会导致炎症播散,导致严重的全身感染。

疖和痈

1.疖是什么原因引起的?

疖是一种化脓性毛囊和毛囊周围感染,主要病原体是金黄色葡萄球菌,其次是白色葡萄球菌。皮肤屏障破坏或皮脂溢出部位常利于细菌侵入引起感染,有基础疾病、机体免疫力较低的患者更容易长疖。

2.要吃"发物"让疖"发"出来才能好吗?

民间似乎流传一种说法,长疖时要吃"发物"让疖子"发"出来,到底需不需要呢? 前文已经分析了疖的病因,是由细菌感染引起的,那就应该用敏感有效的抗生素去对抗治疗它,炎症得到控制,疖自然就会慢慢消退,所以"发出来"这种说法并没有科学依据。治疗时还需要忌酒、忌辛辣刺激性食物。

3.身上长疖子,要把里面的东西挤出来吗?

疖需不需要挤呢? 疖好发于面颈部、臂和臀部,在炎症没有得到控制、未局限时去挤压容易造成炎症扩散,尤其是面部的疖。面部有丰富的淋巴管及血管网,并且跟颅内的血管交通,所以会引起颅内感染,甚至出现败血症。因此,当身上长疖子时不要自己随意挤压,可到医院就医,必要时医生会根据需要进行手术切开引流。

4.疖和痈有什么区别?

疖和痈都是由金黄色葡萄球菌感染引起的毛囊和毛囊周围炎,那它俩有什么区别呢? 疖通常累及单个毛囊,而痈则是多个邻近的毛囊发生深部的感染,范围更大,深度更深,而且可以出现蜂窝状的多个脓头。通常痈的全身症状会更重一些,会有发热、寒战、疼痛等,严重者可继发败血症、脓毒血症从而导致死亡。

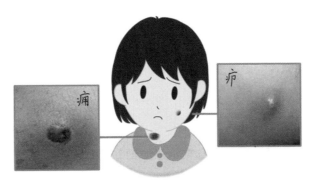

5.得了疖或痈怎么办?

得了疖或痈怎么办呢? 首先还是要看病情的严重程度,症状较重者一定要及时就医,避免发生严重并发症,早期使用敏感、足量抗生素控制炎症。局部可以用50％硫酸镁溶液或75％酒精湿敷,如出现波动感,可行手术切开引流。

丹毒

1.丹毒是什么原因引起的？是因为体内有"毒气"吗？

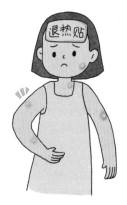

细菌感染表现为
红 肿 热 痛

丹毒到底跟"毒"有什么关系呢？丹毒的病原体主要是 A 组 B 型溶血性链球菌,当皮肤屏障遭到破坏时,细菌趁机进入皮肤并且迅速繁殖导致炎症发生。足癣是引起小腿丹毒的常见诱因,鼻炎是引起面部丹毒的常见原因,外耳道湿疹也常可以引起面部丹毒。因此,丹毒归根结底是一种细菌感染,与"毒气"并没有什么关系。

2.丹毒有哪些表现？

丹毒起初可能会先出现发热、怕冷、头痛、恶心等症状,很快在细菌繁殖部位出现皮肤红肿,边界清楚,比正常皮肤温度略高,自觉胀痛,严重时在红斑基础上可以有大小不等的水疱,附近可以有肿大疼痛的疙瘩,可能是肿大的淋巴结。有时还可看到一条红线逐渐向淋巴结部位延伸。如果小腿部位的丹毒反复发作,皮肤淋巴管受损阻塞,时间长了小腿可以出现倒啤酒瓶或棒槌样肿胀,形成象皮肿。

3.丹毒怎么治疗？需要治疗多长时间？

治疗丹毒需要选择敏感有效的抗生素,首选青霉素类、头孢类抗生素,一般用药2～3天体温即可恢复,但总的治疗时间在2周左右。下肢丹毒还需抬高患肢,促进回流,局部可使用0.1％依沙吖啶溶液湿敷。

4.为什么丹毒容易复发,怎样预防复发？

丹毒为什么容易复发呢？首先,诱因持续存在是丹毒反复发作的重要原因,因此我们应积极治疗足癣、鼻炎、外耳道湿疹这些慢性炎症,关上细菌进入皮肤的门户,从源头上阻断。其次,不正规的治疗也可能是导致丹毒复发的原因,抗生素不足量或者疗程不足都会导致细菌清除不彻底,这就要求治疗丹毒一定要足量足疗程,预防复发。

5.皮肤破溃处长"绿毛"是怎么回事?

皮肤破溃处长"绿毛"是怎么回事呢? 这通常是皮肤继发了一种叫铜绿假单胞菌的细菌感染,细菌侵入皮肤后大量繁殖形成菌落,在伍德灯下观察呈更明显的绿色荧光。如果出现明显红肿,皮肤破溃,有脓液渗出,伴有臭味,说明感染已经很严重了,需要系统使用抗生素治疗,在没有做细菌药物敏感试验前,可以选用第三代头孢类或者喹诺酮类(如左氧氟沙星)药物治疗。

分枝杆菌感染

1.结核会长在皮肤上吗?

结核曾经是一种可怕的不治之症,至今虽然疾病是可以治疗的,但因它具有传染性,仍让人谈结核色变。通常,提到结核,那一定会想到肺结核,就是所谓的"痨病",那么结核会不会长在皮肤上呢? 答案是会的。那么,是不是有皮肤结核就意味着一定有肺结核呢? 这就要来看一下结核杆菌进入皮肤的途径了。第一条途径是结核杆菌直接进入血液循环,通过血液循环导致皮肤感染;第二条途径是肺、肠等部位的结核杆菌随排泄物排出体外,感染皮肤;第三条途径是结核杆菌直接接种在皮肤;第四条途径是邻近病灶破溃,结核杆菌扩散至皮肤。可见得了皮肤结核不一定代表有肺结核。

2.皮肤结核要治疗多长时间?

皮肤结核的治疗原则是早期、联合、适量、规则、全程,所以一定要积极配合治疗,杀灭结核杆菌,防止复发。一般来说,不伴有内脏结核的患者需要2个月的强化治疗＋4个月的继续治疗;伴有内脏结核的患者仍需2个月强化治疗＋4个月继续治疗,但要在前种治疗药物基础上再加一种药物联合治疗;对于病情特别严重,伴有内脏结核的患者,需2个月强化治疗＋6个月继续治疗。

3.洗鱼的时候让鱼刺扎了一下手,皮肤总也不愈合或愈合后又破溃是怎么回事?

这可能是游泳池肉芽肿!它是由海鱼分枝杆菌(一种非结核分枝杆菌)感染引起的。高危人群为渔民、加工海鱼的工人、海洋水族馆工作人员等。起初感染部位会出现小疙瘩或者脓疱,然后慢慢变大,之后可以出现破溃、溃疡,疹子数量慢慢增多,一般会呈线状排列,实质上是沿着淋巴管排列。严重时可能会继发关节炎、骨髓炎,最终导致截肢。

平常在家洗鱼或者刷鱼缸时,如果扎了手应该怎么处理呢?如何避免海鱼分枝杆菌感染呢?首先,我们要第一时间用流水清洗,用抗生素消毒、包扎,严重时需及时就诊处理。海鱼分枝杆菌多在一些封闭不常流通的池塘(比如泳池)、海水中,因此平日对泳池进行氯化消毒,接触海鱼、鱼缸等的高危人群戴手套进行保护都能有效预防海鱼分枝杆菌的感染。

4.非结核分枝杆菌感染是结核吗? 为什么要吃抗结核药?

非结核分枝杆菌是除了结核分枝杆菌、麻风分枝杆菌以外的分枝杆菌的总称,非结核分枝杆菌感染并不引起皮肤或者内脏结核。既然不是结核,为什么要吃抗结核药呢?这是因为它们同属分枝杆菌,都对这类抗生素敏感,所以在治疗非结核分枝杆菌的时候也会用到抗结核药物。

5.非结核分枝杆菌感染患者要吃多长时间药?

与皮肤结核类似,非结核分枝杆菌感染的治疗疗程也相对较长,确诊后可行细菌培养＋药物敏感试验,选取敏感抗生素抗感染,通常需要治疗至皮疹消退后再继续治疗4~6个月,部分患者病程可长达1年半甚至更长。

6.什么是麻风?

麻风是一种由麻风分枝杆菌引起的慢性传染性疾病,主要侵犯人的皮肤和周围神经。根据机体对麻风杆菌抵抗力的不同,临床表现也有很大不同,通常分为结核样型、界线类偏结核样型、中间界线型、界线类偏瘤型、瘤型、未定类型。麻风在皮肤上可以表现为边界清楚的环形或者靶形,严重时还会出现鼻唇肥厚、耳垂肥大、面部出现"狮面"样改变;还可有眉毛、睫毛、腋毛等毛发脱落,神经方面可以有温度觉、触觉、痛觉等感觉异常,通常可以摸到粗大的神经,部分患者还会失明。

7.麻风是不治之症吗?

麻风虽然具有传染性,而且会有毁容性的或影响功能性的临床表现,但是可以用药物治疗控制,包括利福平、氯法齐明、氨苯砜等药物。根据疾病的不同分型,治疗疗程也在 6~24 个月不等,甚至更长。因此,早期诊断、早期治疗对患者的预后有至关重要的作用。

8.如何预防麻风?

虽然目前麻风的发病率很低,但我们仍需要保持警惕,预防疾病发生,减少畸残发生。早期诊断发现患者,控制治疗传染源对于减少发病起重要作用,其次是化学预防,对于特殊人群如密切接触者可定期给予化学预防,如利福平、左氧氟沙星、米诺环素等。有研究表明,接种卡介苗也有一定的保护作用。

（刘晓瑛）

花斑糠疹

1.什么是汗斑? 汗斑的医学名是什么?

汗斑本质是由马拉色菌感染表皮角质层所引起的一种浅表真菌病。本病呈慢性,有轻度炎症,通常无自觉症状。损害特征为散在或融合的色素减退或色素沉着斑,上有细小糠秕状脱屑,好发于胸部、背部、上臂、腋下,有时也波及面部。汗斑又称"花斑糠疹",旧称"花斑癣"。

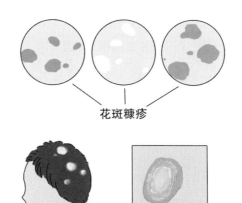
花斑糠疹

头癣　　　体癣　　　甲癣

2.汗斑是出汗多引起的吗?

其实,多汗并不是导致汗斑发生的主要原因,确切来说,汗液只是为汗斑"发作"提供了条件。流汗量较大的人确实比较容易得汗斑,但是经常坐在办公室里的白领也会得汗斑。但是,多汗确实是导致汗斑的一个诱发因素,皮肤潮湿、多汗有利于马拉色菌繁殖。

3.汗斑会传染吗?

汗斑具有传染性,但传染概率不高,与被传染者免疫力、个体易感性等因素有关,而且大多通过衣物传染。因此,患者个人衣物需单独清洗并做好消毒工作。

4.容易得汗斑说明自己抵抗力低下吗?

汗斑确实在一些免疫力较差、皮肤保护能力较弱的人群多发,如免疫性疾病患者、接受过化疗的患者、糖尿病患者、长期使用类固醇激素的患者都较容易感染此病。但是,一些免疫力正常的人也可以感染此病,并非感染汗斑就一定意味患者的抵抗力低下,还需要做进一步检查。

5.汗斑好发于什么部位? 为什么?

汗斑好发于颈项、胸部、背部及腹部,女性汗斑也较易见于乳房下沿,而内裤部位也很常见。另外,汗斑也很常见于身体多汗部位如上臂内侧、大腿上部内侧等,与这些部位皮脂分泌比较旺盛、潮湿有一定关系。

6.长汗斑应注意什么?

应注意皮肤卫生清洁,但也不能过度清洗,避免将毛巾与袜子一起清洗,以免接触真菌。应及时就诊。

7.汗斑外用药可以治愈吗?

汗斑不难治疗,但容易反复,不好根治。一般会先将外用抗真菌药膏或药水涂抹于汗斑患部,通常2~4周病情即可获得明显改善与控制。然而,皮肤色素变化的部分则需要花较长的时间才能恢复到原本的样子。只有当汗斑范围过广、一再复发或外用药无效时,皮肤科医师才会考虑以口服药的方式治疗。

8.汗斑治愈后的色素减退能痊愈吗？为什么会留下色素减退？

如果为褐色或红色皮损，用了药以后褐色斑没了，红色斑也没了，也没有脱皮，基本上两周就痊愈。最麻烦的是白色的斑，白色的斑在用药两周后，即使查菌阴性，白斑也可能消失不了。实际上，这就是汗斑的菌消失以后形成的炎症后的色素减退，也叫寄生白斑。这种情况下，靠是否有白斑来判断汗斑是不是好了，是不对的。一般用够两周就可以停药，白斑就得按照炎症后的色素减退来治疗。可以试用紫外线光疗，但效果不理想。

9.汗斑会遗传吗？

汗斑有一定的家族易感性。有研究显示，大概 80％ 的人有家族遗传易感性。比如刚刚出生的婴儿，妈妈有汗斑，与孩子亲密接触后，她会把这个菌传染到孩子身上。因为这个阶段的孩子体内有来自妈妈的激素，这个菌就容易繁殖而得汗斑。

头癣

1.什么是头癣？

头癣是头皮和头发的浅部真菌感染，根据病原菌和临床表现的不同，可分为黄癣、白癣、黑癣及脓癣。

黄癣俗称"秃疮"或"癞痢头"，好发于儿童，成人也可感染。典型皮损为盘状黄豆大小的黄癣痂，中心有毛发贯穿，除去黄痂，其下为鲜红湿润糜烂面或浅溃疡。愈后形成萎缩性瘢痕，遗留永久性脱发。

白癣多在儿童期起病，青春期后可自愈。病发根部有一白套样菌鞘，病发长出头皮 0.5 厘米左右就容易折断。白癣好发于头顶中间，但也可在额顶部或枕部。

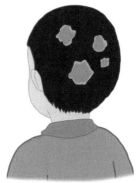

黑癣在儿童、成人均可发病，其病发无明显菌鞘，毛发沿皮面折断而呈黑色小点，故又名黑点癣。病程长，进展缓慢，可直至成年尚不愈合，毛囊可被破坏形成瘢痕。女性黑癣常因女性留长发而被忽略。

白癣和黑癣有时可并发脓癣，患处毛囊常可化脓而引起一片或数片红肿的痈状隆起，如用力挤压该处，即可流出少量浆液或半透明脓液。局部病发极易拔出，愈合后形成瘢痕而在局部留有永久性脱发。

2.有哪些诊断头癣的方法？

（1）真菌镜检：75％乙醇溶液消毒患处后用镊子拔取断发或病发残根，或者用钝刀刮取头皮鳞屑。将断发或鳞屑置于载玻片上，滴加一滴氢氧化钾溶液，覆上盖玻片，放置数分钟后于显微镜下观察；也可滴加一滴真菌荧光染液，放置数分钟后在荧光显微镜下观察，真菌成分（孢子或菌丝）呈现蓝色或绿色荧光，更为清晰。

（2）真菌培养和鉴定：将断发或头皮鳞屑接种于含抗生素（如氯霉素）的沙保弱葡萄糖琼脂培养基，25～28 ℃下，培养 2～4 周。培养出真菌，根据菌落形态和镜下结构鉴定菌种。

（3）滤过紫外灯（伍德灯）检查：滤过紫外灯照射头皮区，黄癣病发呈暗绿色荧光；白癣病发呈亮绿色荧光；黑点癣无荧光。滤过紫外线灯可用以辅助诊断及观察疗效。

（4）皮肤镜检查：皮肤镜可辅助诊断及观察疗效。白癣可见摩尔斯电码样断发或者发外菌套；黑点癣可见头皮黑点（毛发折断于毛囊口）或螺旋形发，部分表现为逗号样或问号样发；治疗后长出的新发远端（原病发残端）呈烟灰状。

3.头癣会导致脱发吗？

头癣会导致脱发，头癣主要累及头皮和毛发，常见的致病真菌有犬小孢子菌、断发毛癣菌、黄癣菌。黄癣可以引起永久性脱发，白癣表现为于头皮 2～4 毫米处折断，青春期以后可以治愈。黑点癣一般露出头皮头发就折断，残留毛根在毛囊口呈黑点状。因此，头癣会导致脱发，需要积极治疗。

4.如何选择头癣的治疗药物？

头癣患者可以口服灰黄霉素、特比萘芬、伊曲康唑、氟康唑等药物。

（1）灰黄霉素是国际上公认的头癣一线治疗药物，但我国目前使用较少。灰黄霉素治疗头癣的疗程一般为 6～8 周，个别感染需要延长至 3 个月。

（2）特比萘芬是新兴的一线药物，与灰黄霉素相比，其使用疗程较短。应用特比萘芬治疗前应检查肝功能，其可能的不良反应包括头痛、胃肠道不适、味觉障碍、皮疹和肝功能异常等。

（3）伊曲康唑是治疗头癣的很有效的药物。伊曲康唑有胶囊和口服液制剂。胶囊需要餐后用全脂牛奶或可乐送服，吸收效果更好；口服液推荐空腹服用，吸收率高于胶囊。儿童患者应尽量避免使用。其可能的不良反应包括胃肠道不适、皮疹、头痛、嗜睡和肝功能异常等。

（4）氟康唑目前在我国应用较少。该药物治疗皮肤癣菌疗程较长，一般要2～3个月。其不良反应轻微，可以导致胃肠道不适、头痛、皮疹和肝功能损伤等。

5.头癣的治疗周期有多久？

治疗头癣所需要的时间，与患者的病情严重程度、所使用的治疗方法、使用的药物等有关。此外，个人身体素质的差异也是一个影响因素。一般来说，通常需要1～2个月才可以治愈，部分患者可能需要3个月甚至更长时间。

6.头癣治疗药物会对肝脏有损伤吗？

治疗头癣的抗真菌药物确实可能会造成肝脏损伤。抗真菌类的外用药则很少会造成损伤。国外几项研究显示，各种口服抗真菌药物都出现过导致肝脏损伤的案例，但发生概率非常小，绝大部分患者在治疗的过程中都不会发生肝脏损伤。而对于一些本身免疫力低下者，如艾滋病患者，头癣往往来势汹汹，需要大剂量、长疗程使用抗真菌药物，在使用期间需要密切监测肝脏功能。

同时，多年的治疗和研究经验表明，抗真菌药物大多仅仅造成肝酶轻微升高，在停药后能够完全恢复，而使用抗真菌药物造成的严重的不可逆转的肝损伤的病例在全球都非常罕见。因此，抗真菌药物是一类常用的安全性比较好的药物，大可不必因服用抗真菌药物而产生心理负担。

7.头癣治愈后还是不长头发该怎么办？

如果延误诊断、延误治疗，会造成永久性脱发，结果是不可逆的。因此，头癣是有治疗时机的，早期发现、早期治疗预后比较好，不会脱发。但是，一旦延误了时机，错过了最佳阶段，就容易形成脱发。因为头癣不光是头皮表面的感染，还会延伸到受累的发根。一旦感染到达发根，整个毛囊周围都发生了感染以后，不彻底治疗，它就会破坏毛囊，毛囊没办法修复，就长不出来新头发了。目前，还可以考虑以外科手术的方法改善修复永久性脱发的区域。

8.头癣传染吗？头癣患者与家人接触时应注意什么？

头癣是一种真菌感染，有一定的传染性，家人患有头癣很有可能会在家庭间传播。例如，家庭成员与患者患病的部位密切接触，与患者共用毛巾、枕巾、枕头等物品，就可能会被传染；接触宠物时，还可能会因宠物间接传染。因此，家人患病时，要做好预防措施。

需要注意的是，应避免与患者密切接触。一旦家人患有头癣，如果需要帮助他涂抹药物，可以戴上手套进行防护。毛巾、浴巾等洗漱用品一定要做到专人专用，避免多人混用，以免出现交叉感染。定期消毒患者的衣被。真菌对高温比较敏感，因此定期对患者污染的衣服、帽子、枕巾、枕头、被子等物品消毒，可以降低传染率。例如，可以先用开水烫洗，然后再在阳光下曝晒，就可以减少真菌。避免接触宠物，以防发生交叉感染。

体癣

1.什么是体癣？

由致病性真菌寄生在人体的光滑皮肤上（除手、足、毛发、甲板以及阴股部以外的皮肤）所引起的浅表性皮肤真菌感染统称为体癣。当致病性真菌侵犯人体表面的角质层后，可引起很轻的炎症反应，发生红斑、丘疹、水疱等损害，继而脱屑，常呈环状，故俗称"圆癣"或"钱癣"。

可以肯定的是，体癣是会传染的，如果体癣得不到及时治疗，一般会在病损部位扩大。如果日常生活中不小心，如用手搔抓病损部位后又搔抓其他部位，而其他部位有皮肤黏膜破损，就很容易被感染。同样，体癣也可以传染给其他人。

2.什么人容易长体癣？

长期患有脚气的患者，由于搔抓皮损部位，导致皮肤癣菌传染到患者的身体上，可能会发生体癣。人与患有体癣的动物，如猫、狗、仓鼠、豚鼠、牛、狐狸、貂等密切接触，也可能感染病原菌，发生体癣。此外，体癣的发生还与机体免疫状态有关，当各种原因导致机体免疫力低下时，会增加发病风险。例如，肥胖多汗、从事久坐少动的职业、糖尿病、局部或全身应用糖皮质激素等的人群，更容易发生体癣。在温暖的气候及炎热潮湿的环境中工作的人均易发生体癣。

3.体癣有哪些皮肤表现?

由于引起体癣的病原真菌种类较多,每个患者的体质与抵抗力又不相同,加上卫生习惯的差别等因素,体癣的临床症状多种多样,可表现为红斑、丘疹、水疱、脱屑。皮损常呈环状,开始时损害分开散布,当逐渐扩大后,可互相融合重叠,有时甚至泛发至全身,尤其是一些患有免疫缺陷病或应用免疫抑制剂、皮质类固醇、抗肿瘤药物等的患者,皮损可很广泛。由于机体防御能力的作用,环形损害的中心可自愈脱屑,边缘高起成圈状,也可有活动性红斑、丘疹及水疱或脱屑,中央则平坦脱屑或有色素沉着。

4.为什么体癣不能单用激素药物治疗?

激素药膏并非治疗皮肤病的万能药,如真菌感染(如体癣、股癣)、细菌性感染(如脓疱疮、毛囊炎、疖子)、病毒性感染(如扁平疣、水痘、带状疱疹),不能单独使用激素治疗。由于激素可抑制局部免疫反应,盲目使用激素药膏往往会造成皮肤细菌和真菌繁殖,加重感染。

5.体癣能够长到脸上吗?

面癣是一种影响面部皮肤的真菌感染。感染的特征是发痒,呈圆形、鳞片状斑块,轻微隆起,颜色为粉红色或红色。导致体癣的真菌也会引起面部发病,并且可以通过直接接触或共用个人用品传染给他人。在大多数情况下,面癣可以通过每天外用抗真菌药膏来治愈,持续约 2 周。严重感染时可能需要皮肤科医生开口服药物治疗。

6.体癣是由脚气传染的吗?

体癣可以由脚气传染而来,因为本质上都是真菌感染,只是感染的部位不同而已。由于部分患者有抠脚等习惯,可以导致足部真菌感染身体,从而引发体癣。

7.体癣应该怎么治疗?

各类体癣的治疗,原则上以外用药物为主,如外用复方水杨酸酊剂、复方苯甲酸软膏、复方间苯二酚涂剂、1%益康唑霜或克霉唑霜、20%土槿皮酊、2%咪康唑霜、联苯苄唑、酮康唑、特比萘芬等。对全身泛发性体癣,除外用药外,可以适当内服灰黄霉素,剂量与头癣相同,也可口服伊曲康唑、特比萘芬、氟康唑等。

股癣

1.什么是股癣?

股癣由真菌引起,这种真菌在人与人之间传播,或来自共用的被污染的毛巾或衣物。引起股癣的真菌通常与引起脚癣的真菌相同,感染往往从脚部传播到腹股沟。

2.大腿根部的红色小疙瘩是怎么回事?

大腿根部内侧长疙瘩有很多原因,常见股癣、湿疹、毛囊炎等。大腿根部单发或多发的红色小丘疹,或弥漫潮红伴有瘙痒,可以单侧发生也可双侧发生,夏季更多见,冬季也有可能发生。久坐、长时间开车,造成局部温度比较高;天气湿热或出汗多的时候,局部潮湿温热的环境可造成局部微生物滋生,尤其是癣菌滋生。体表癣菌可以造成局部癣菌感染,还有一部分直接由汗液刺激造成,长时间浸渍也可以造成局部瘙痒或小疙瘩。因此,如果大腿根部出现红色小疙瘩,还是建议患者去专业的皮肤科就诊,明确诊断后进行治疗。

3.为什么大腿根部红斑、小疙瘩用皮炎平后能止痒,但皮疹却逐渐扩大?

皮炎平属于糖皮质激素类药物,具有抗炎、抗过敏的作用,主要用于过敏性和自身免疫性炎症性疾病,如局限性瘙痒症、神经性皮炎、接触性皮炎、脂溢性皮炎、慢性湿疹等。如果患者皮疹由真菌感染引起,外用皮炎平可暂时止痒,但用药时间过长反而助长真菌生长,犹如为真菌增加了肥料,皮疹逐渐扩大。所以,不能自行乱用药物,需要专业医生指导。

大腿根部出现红斑,只是一种临床表现。可能的原因很多,比如常见的股癣、湿疹、间擦疹、扁平苔藓、银屑病等,都可以在大腿根部出现红斑。

4.股癣是体内排毒的表现吗?

股癣的本质是真菌感染性皮肤病,主要由皮肤癣菌侵犯皮肤角质层所致,股癣与排毒没什么关系。中医多认为股癣和湿热下注有关。股癣当然有一定的传染性,其传播途径与体癣类似,可通过直接接触或间接接触传染。

5.得了股癣应该怎么治疗?

肥胖者应常洗澡并敷以扑粉等,治疗方式同体癣。由于阴股部皮肤较娇嫩,应注意勿用过于刺激的药水,以免刺激皮肤,一般外用复方间苯二酚涂剂、1%益康唑或克霉唑霜、2%咪康唑、联苯苄唑、酮康唑、舍他康唑、布替萘芬、特比奈芬霜等,必要时可短期口服氟康唑、伊曲康唑、特比奈芬等。

单纯的股癣治疗一般不需要口服药物,外用药物就能达到治疗目的。

6.股癣和脚气之间有关系吗?

股癣和脚气都是由真菌感染引起的皮肤病,临床上股癣多由脚气传播而来。

7.天热"烂裆"是怎么回事?

本病特发于男性,"烂裆"是阴囊皮炎或阴囊湿疹的俗称。在夏天,阴囊皮肤因受汗液浸渍,使病菌滋生,最易引发疾病。症状表现为局部奇痒、糜烂、渗出黏液,甚至红肿疼痛,患者难以行动。患者在平时要注意穿宽松衣物,避免久坐出汗,保持通风干燥,避免使用肥皂、沐浴液等过度清洗。

手癣

1.什么是手癣?

手癣主要由红色毛癣菌、须癣毛癣菌等感染引起。本病主要通过接触传染,手癣感染的重要诱因有双手长期浸水、摩擦受伤、接触洗涤剂和溶剂等,故手癣在某些行业中的发病率相当高。手癣与其他真菌感染性皮肤病一样,有一定传染性。但传染性并非人们想象得那么高。传播途径主要包括与患有皮肤癣菌感染的人或者动物直接接触,或与患者的手套、鞋袜等物品接触。如果自己或家人经常使用公用拖鞋、擦脚巾、洗脚盆等,则发生真菌感染病的危险会非常高。

2.手上脱皮、起水疱是怎么回事?

一般,单纯的手部脱皮考虑是剥脱性角质松解症。起水疱一般考虑是手部湿疹或汗疱疹,与真菌感染无直接关系。若患者同时存在足癣,可考虑足部真菌引起的过敏反应。部分手癣也可出现上述症状,临床上需要做真菌检查进一步鉴别。

3.手癣有哪些皮肤表现?

手癣常继发于脚癣,多始于一侧手指间或鱼际。手掌局部有边界明显的红斑脱屑,皮肤干燥破裂,甚至整个手掌皮肤肥厚、粗糙、破裂、脱屑,也可见水疱或糜烂。患者自觉瘙痒,也可瘙痒不明显。

引起手部红斑及水疱的疾病很多,绝非只有手癣,在临床上更为多见的有湿疹、汗疱疹、掌跖脓疱病等疾病。

4.手癣应该怎么治疗?

手癣治疗以外用抗真菌药物治疗为主,治疗成功的关键在于坚持用药,疗程一般需要 1～2 个月;角化过度型手癣或外用药疗效不佳者可考虑内服抗真菌药物治疗。

外用药物治疗:应根据不同临床类型,选择不同的处理方法。

(1)水疱鳞屑型:应选择刺激性小的霜剂和水剂,如联苯苄唑霜或溶液等;浸渍糜烂型者给予醋酸铝溶液、硼酸溶液等湿敷,待渗出不多时再给予粉剂,如枯矾粉、咪康唑粉等,皮损干燥后再外用霜剂、水剂等,不宜用刺激性大、剥脱性强的药物。

(2)角化过度型:无皲裂时可用剥脱作用较强的制剂,如复方苯甲酸软膏或酊剂等;有皲裂时应选用较温和的制剂,如特比萘芬软膏等,必要时可采用封包疗法。

足癣

1.足癣就是"脚气"吗?

足癣俗称"脚气",是真菌感染足部而引起的一种真菌性皮肤病。

足癣临床表现为脚趾间起水疱、脱皮或皮肤发白湿软,也可出现糜烂或皮肤增厚、粗糙、开裂,并可蔓延至足跖及边缘,剧痒。足癣可伴局部化脓、红肿、疼痛,腹股沟淋巴结肿大,甚至形成小腿丹毒及蜂窝织炎等继发感染。由于患者用手搔抓患处,足癣常传染至手而发生手癣(鹅掌风)。真菌在指(趾)甲上生长则成甲癣（灰指甲）。真菌喜爱潮湿温暖的环境，夏季天热，穿胶鞋、尼龙袜更是为真菌提供了温床；冬季病情多好转，表现为皮肤开裂。足癣有以下几种类型：水疱型、糜烂型、鳞屑角化型。

2."脚气"传染吗？通过什么途径传染？

"脚气"有传染性，患者一般先是一只脚感染真菌，随着病情发展及双足间的感染，两只脚都会出现足癣症状，而且还会在人与人之间传播，如健康人穿了患者的袜子或鞋子，都可能造成传染。

3."脚气"需要吃药治疗吗？

"脚气"需不需要吃口服药，要看"脚气"的严重程度。一般情况下，普通的"脚气"治疗只需要外用抗真菌药膏或喷剂就可以，不需要吃药来治疗。但是，由于脚部的真菌感染相对比较顽固，所以外用药物的疗程相对要长，应坚持四周以上。如果是"脚气"感染的面积比较大，患病时间较长或是症状严重，单纯靠外用药物治疗可能效果相对较差，不能迅速控制症状。此时，医生会根据患者的具体病情、肝功能的状况来选择是否搭配口服类抗真菌药物。

4.如何判断"脚气"治好了？

想要根治"脚气"其实是比较困难的。首先，不要穿运动鞋、旅游鞋，要穿透气性好的鞋子并使用脚气膏之类的药物涂抹，尽量保证脚部透气。尽管如此，由于真菌在自然界中无处不在，所谓根治也并非永久不复发。由于有些患者患有糖尿病等基础疾病，"脚气"复发更为常见，针对这种情况，可以预防性外用药物，如硝酸咪康唑（达克宁）。判断"脚气"治愈的标准是在足疗程治疗的基础上，皮损消失。

5.为什么夏天容易长"脚气"或"脚气"复发？

这种情况通常是因为夏季出汗多，真菌繁殖活动比较快，所以"脚气"容易在夏天复发。"脚气"是由真菌感染引起的常见皮肤病，真菌喜欢潮湿温暖的环境，出汗多时就会出现足癣复发和症状加重。

6.如何预防"脚气"复发？

患者需要保持足部干燥，尤其是趾缝间干燥，还要穿透气的棉袜和鞋子，必要时可以将达克宁涂在鞋袜中，这有一定的预防作用。

甲癣

1.什么是甲癣？甲癣就是"灰指甲"吗？

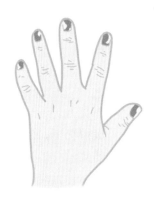

甲癣俗称"灰指甲"，它是由真菌感染造成的。它发生的原因一般分为两种，第一种是由脚气直接传染而来，如果得脚气时间比较长，没有进行积极治疗，真菌会逐渐蔓延到趾甲上，形成趾甲颜色改变、增厚、甲下碎屑、表面黯淡无光、凹凸不平等症状，即形成"灰指甲"。第二种就是指（趾）甲受到外伤后，局部组织破损，局部感染真菌，导致"灰指甲"形成。

2.指甲坏了就是"灰指甲"吗？

指甲坏了不一定是"灰指甲"。指甲是皮肤组织的一部分，是由坚硬的角质层组成的。指甲的生长受到身体各种因素的影响，营养状态、疾病、生活环境、日常习惯都可能导致甲状况改变。"灰指甲"是一种常见的甲病，由于真菌感染而导致甲的性状发生明显改变。甲营养不良或先天性厚甲症也可以使甲板出现混浊、增厚、性质改变及变色。小儿身体处于发育阶段，容易出现营养不良，特别是当出现缺锌或有异食症时，小儿常不停啃食指甲，导致指甲破损、变形。湿疹是一种常见的变态反应性、非传染性、过敏性表皮炎症，是由多种内外因素引起的表皮及真皮浅层的炎症性皮肤病。指甲也可患湿疹，出现甲板失去光泽、颜色暗淡、横沟或凹点、指甲增厚。指甲湿疹常因为指甲接触清洗剂等化学物质刺激甲周皮肤或过敏，而引起指甲性质改变。牛皮癣又称"银屑病"，是一种常见的慢性、顽固、易复发的皮肤顽疾，引发皮肤增厚、红斑、脱屑。当银屑病发生在指甲时，可使甲板表面有顶针箍样改变，变色、混浊、增厚，出现横沟、指甲分离。此外，还有一些相对少见的疾病在甲上有表现，如扁平苔藓等。

3."灰指甲"需要治疗吗？

需要治疗，若不积极治疗，"灰指甲"可能会伴随终身，而且还可能会蔓延到其他健康的甲。"灰指甲"还可导致甲沟炎等疾病。

4."灰指甲"传染吗？通过什么途径传染？

"灰指甲"有传染性。"灰指甲"可通过媒介传染，如拖鞋、毛巾、洗脚盆、指甲剪，也可以通过游泳池等公共场所传播，自身免疫力差者容易被传染。

5."灰指甲"有哪些表现？

(1)甲混浊：真菌入侵到指甲的甲板或甲床后，菌丝和孢子会大量繁殖，并且繁殖速度很快，从而使得甲床上聚积了大量角质物。用肉眼就可以看到甲板变得混浊，不像正常指甲一样透明。

(2)甲增厚：甲板因为受到真菌侵入，角质物大量堆积在一起，导致甲板增厚。甲板也因为增厚加深了指甲的混浊程度。此外，"灰指甲"患者的甲板厚度可以高出正常人的三倍。

(3)指甲分层："灰指甲"的角质层会增厚，指甲也会变得很脆。真菌侵入甲板，然后通过甲板和甲床之间脱落，导致原来与肉连在一起的指甲开始出现分层，分离出一层很薄的甲质与肉粘连在一起。

(4)甲变色："灰指甲"早期，甲板上面会出现一些有颜色的小点。入侵甲板的真菌菌丝或孢子本身有颜色，这些真菌积聚在一起，从而让甲板呈现出颜色。灰指甲患者的指甲一般呈现黄色、黑色、褐色以及灰色等。

指甲表面凹凸不平，出现这种症状主要是因为甲板堆积有角质物，甲板被破坏，从而导致甲板表面凹凸不平，显得很粗糙，失去了正常指甲原本的光泽。

6.指甲发绿是"灰指甲"吗？

指甲发绿在临床上诊断为绿甲，可以表现为甲板全部或部分变绿，多与职业有关，如有的职业要求工人长期接触肥皂、洗涤剂等，多见于女性，从而导致指甲颜色改变。有时可以因感染铜绿假单胞菌或绿色曲霉而引起甲板变绿。还有的女性有长期做美甲的习惯，美甲剂也会对甲板造成损害或染色而变成绿色。出现绿甲后，需要进行甲真菌镜检、真菌及细菌培养才能明确诊断。

7.甲分离是"灰指甲"吗？

指甲盖与下面的肉分开在医学上叫甲分离，是指甲板和甲床分离，使甲板游离的一种现象，原因如下：

(1)由于外力导致，这与有些人的用手习惯或者工作有关系，如经常做掰的动作就有可能导致拇指甲分离,如果是因为这种原因,改善用手习惯就可以缓解。

(2)化学物质长期刺激,如洗涤剂、消毒剂或者美甲产品,长期化学刺激会导致甲分离。如果是因为这种原因,就要尽量避免接触这些物质。

(3)甲真菌病是由于甲板感染的真菌所导致的甲分离,这时需要外用和口服抗真菌药物进行治疗。

(4)其他皮肤病伴随的甲分离,如常见的有银屑病、扁平苔藓等,需要积极治疗原发皮肤病。

8.因为"灰指甲"吃药会造成肝损伤吗?

20~30年前,灰黄霉素被广泛用于治疗"灰指甲",但这个药物会引起严重的肝损伤,甚至可以引起肝癌,目前已经禁用于治疗"灰指甲"。现在治疗"灰指甲"的药物,安全性得到了验证,只有可能引起一部分肝脏内部有特殊酶缺乏的人肝功能异常,大部分人的肝损伤风险很低。同时,"灰指甲"患者吃药前会检查肝功能,吃药期间每个月或者每两个月都要复查肝功能以达到监控的目的,所以不要害怕用口服药物治疗甲癣。但是一定在医生的指导下使用该药物,一定注意,只有合理用药,才能避开它的风险,从而达到药物最佳的治疗效果。

9."灰指甲"患者吃口服药一定能痊愈吗?

一般来说,通过吃口服药联合外用药的方法,85%以上的"灰指甲"患者都能够治好。但是治疗需要坚持,因为指甲长得比较慢,短期之内看不见明显的效果,需要坚持用药,定期检查肝功能。

10.怎样诊断"灰指甲"?

一般根据指甲改变和真菌检查等判断,具体判断方法如下:①指甲变化:如果指甲没有光泽、变厚和凹凸不平,这并不意味着一定是"灰指甲"。例如,皮肤科常见的银屑病,即牛皮癣,不仅有皮肤的外观,而且也有指甲的变化。②真菌检查:目前,各医院基本都能做到真菌检查,方法非常简单,在指甲下取一些鳞片或碎屑做涂片即可。如果真菌检查呈阳性,将被诊断为"灰指甲",建议最好由专业医生判断,必要时通过真菌培养来确定是否为"灰指甲"。

11.真菌检查阴性,临床怀疑甲癣,我该怎么办?

临床上,这种情况很常见,一般建议患者多次取材,再次检查。多次真菌镜检阴性可以考虑真菌培养。临床医生会综合判断,给予患者最佳治疗方案。

12."灰指甲"有哪些口服药物?

目前,在临床应用较多的口服药物主要是特比萘芬、伊曲康唑、氟康唑,在口服这些药物之前,需要先检查肝肾功能,确保肝肾功能正常,才能服用这些抗真菌药物。

13.治疗"灰指甲"的口服药物,治疗周期是多久?

对于间歇冲击治疗,如果是在手部发生的"灰指甲",需要口服 2～3 个疗程,而对于在脚部出现的"灰趾甲",需要口服 3～6 个疗程。而连续应用抗真菌药,对于手部发生的"灰指甲",需要口服 6～8 周;但脚部"灰趾甲"往往应用的时间要明显延长,绝大部分患者需要口服 12～16 周,如果有的患者"灰指甲"发生在脚趾部位,非常严重,治疗周期可以延长到 6 个月左右。

14."灰指甲"有哪些外用治疗药物?

当真菌感染累及远端的指甲时,可以用冰醋酸和碘酊外敷,在用药前,可以用温水浸泡,再使用工具将指甲上的病甲部分刮去,这样药效更佳;也可用水杨酸软膏和尿素软膏外敷,然后用纱布包扎,可以较好软化病甲,促进病甲自行脱落。此外,还可使用局部抗真菌药物进行治疗,如盐酸阿莫罗芬搽剂、环吡酮胺乳膏等。

念珠菌病

1."鹅口疮"是怎么回事?

"鹅口疮"又名"雪口病",是儿童口腔的一种常见疾病。临床表现为在口腔黏膜表面形成白色斑膜,多见于婴幼儿,成人亦可发病。本病由白色念珠菌感染引起,这种真菌有时也可在口腔中出现,当机体营养不良或身体衰弱时可以发病。

2.龟头上有白点是因为性病吗?

龟头上有白点,首先要分辨是感染还是非感染。例如,白癜风、扁平苔藓等疾病也可出现类似白点的皮损,与性病无关。感染性疾病也要分辨是真菌性、细菌性还是病毒性疾病。临床常见的疾病之一是念珠菌性包皮龟头炎,可以通过性行为传播。

3.什么是念珠菌?

念珠菌俗称"霉菌",是真菌的一种,革兰氏染色检查呈阳性。这种病菌比较喜欢在 pH 值 5.5 的酸性环境中厌氧生长,常会在口腔、呼吸道、肠道、阴道等部位存活,会引起多种疾病,最常见的有念珠菌性阴道炎、念珠菌性龟头炎、"鹅口疮"等。

4.念珠菌病会传染吗?

念珠菌是会传染的。念珠菌引起的病称为"念珠菌病"。念珠菌广泛存在于自然界土壤,医院环境,各种用品的表面,以及水果、牛奶制品等食物上。它广泛存在于人体的皮肤、口腔、胃肠道以及阴道等。念珠菌病患者和带菌者以及被念珠菌污染的食物、水等,都是传染源。念珠菌病的传染途径有两个,一是内源性,二是外源性。内源性比较常见,因为念珠菌是人体正常菌群,在一定条件下会大量增殖并侵袭周围的组织,引起自身感染,常见部位为消化道和肺部。外源性的感染主要通过接触传染,如性传播、母婴垂直传播、亲水性作业;还可以通过医疗环境间接传播,也可以通过饮水、进食等多种方式传播。

5.念珠菌病有哪些皮肤黏膜及系统表现?

念珠菌病在不同部位的症状不同,可表现为皮肤、黏膜局部性感染症状,也可以造成多器官组织系统性念珠菌感染症状,可引起发热、食欲缺乏等症状。

(1)皮肤念珠菌病

1)念珠菌性间擦疹:发生在腋窝、腹股沟、乳房下、会阴部及肛门周围处,与周围组织界限清晰,皮肤有红斑及糜烂,散在丘疹、水疱和脓疱,常表现为中心区域密集、周围疏松,伴有瘙痒感。

2)念珠菌性甲沟炎和甲床炎:甲沟化脓、红肿,常伴有糜烂和渗出,指甲或趾甲变厚并呈淡褐色。

3)念珠菌性肉芽肿:表层覆盖黄棕色痂,内含血管丰富的丘疹。慢性皮肤黏膜念珠菌病者的皮肤、黏膜和甲沟的慢性、复发性、持久性念珠菌感染,一般常发生于伴有多种全身疾病或免疫功能障碍的患者。

(2)黏膜念珠菌病

1)口腔念珠菌病:"鹅口疮",常发生于舌、齿龈、软腭及颊黏膜,严重时可累及气管、食管等,常表现为口腔黏膜上附有灰白色薄膜,边界清晰,周围有红晕。刮去假膜后可见红色湿润面,出现轻度出血或糜烂,严重时可致黏膜溃疡、坏死。

2)念珠菌性唇炎:分为糜烂性念珠菌性唇炎和颗粒性念珠菌性唇炎。前者表现为唇红中央鲜红糜烂,周围过度角化,表面脱屑,呈现黏膜白斑;后者表现为下唇弥漫性肿胀,唇红以及皮肤的交界处边缘有小颗粒并微微凸起。

3)念珠菌性口角炎:唇部单侧或两侧口角浸渍呈白色、糜烂或者结痂。

4)念珠菌性阴道炎:外阴部红肿、剧烈瘙痒,伴有灼烧感,阴道壁红肿,阴道黏膜附有"鹅口疮"样灰色假膜;呈红斑、轻度湿疹样反应、脓包、糜烂或溃疡,皮损可扩展至外阴及肛门。阴道白带会呈黄白色凝乳状或乳酪状,有时可呈豆腐渣样,无恶臭。

5)念珠菌性包皮炎:包皮处出现轻度潮红,冠状沟处出现附有白色乳酪样的斑片和鳞屑性丘疹,严重时局部会出现红肿、糜烂、渗出、尿频和刺痛等症状。

(3)系统性念珠菌病

1)呼吸性念珠菌病:表现为支气管炎、肺炎或形成类似肺结核的空洞,病变可扩展延伸至大叶性肺炎,患者出现咳嗽、发热、咯血、高热、胸痛等症状;慢性患者可能伴有胸膜炎或者胸腔积液。

2)消化系统念珠菌病:多见于婴幼儿,表现为进食不适、吞咽困难、腹泻,排泄物呈水状或豆腐渣样,黄色或绿色,偶有便血。泌尿系统念珠菌病常表现为膀胱炎、肾盂肾炎,患者会出现尿频、尿急、排尿困难,甚至血尿。

3)中枢神经系统念珠菌病:患者可出现发热、头痛及脑膜刺激征等症状。念珠菌菌血症可累及全身多个组织和器官,患者出现长期发热。念珠菌性心内膜炎患者出现发热、贫血、心力衰竭等症状。

4)念珠菌所致变态反应:如发生于消化道,可表现为类似胃炎或结肠炎的症状;如发生于呼吸道,可表现为类似过敏性鼻炎或哮喘症状。

6.念珠菌病对人有哪些危害?

念珠菌病具有传染性,易引起其他并发症,影响正常生活。念珠菌病可通过性接触、直接接触与间接接触等方式传染给朋友、家人及配偶,且有交叉感染的特点。念珠菌感染阴道可诱发念珠菌性阴道炎,上行感染可诱发宫颈炎。因该病具有高度传染性,会对患者正常人际交往产生影响。

7.念珠菌病能彻底治愈吗?

念珠菌本质上是一种真菌感染性疾病,通过系统治疗,可以完全治愈。

8.念珠菌性阴道炎能够痊愈吗?

念珠菌性阴道炎可以根治。念珠菌性阴道炎是妇科常见阴道炎,此阴道炎可以通过性生活传播,也可以由于其他原因,特别是滥用广谱抗生素或者机体存在某些疾病等造成。滥用广谱抗生素常是念珠菌性阴道炎反复发作的原因之一。如果既往患有念珠菌性阴道炎,念珠菌会潜伏在机体内,当抵抗力低下或者正常菌群被杀灭以后,念珠菌会乘虚而入,导致炎症发生。因此,如果想要根治念珠菌性阴道炎,必须寻找其发病原因,严格掌握抗生素的使用原则,尽量避免滥用。一些机体抵抗力比较低下的女性,特别是患有免疫性疾病,经常使用免疫抑制剂、激素的女性,以及妊娠、有糖尿病的女性,都容易患念珠菌性阴道炎。治疗念珠菌性阴道炎要选择敏感药物,必要时可以使用真菌培养加药物敏感试验,使用敏感药物才能使念珠菌完全消灭。治疗结束后,要连续三个月复查,如果仅治疗一次又没有复查,常会有复发的可能。

9.生殖器感染了念珠菌,还可以有性生活吗?

在生殖器感染念珠菌期间,严禁性生活,同时,性伴侣需要一同治疗。

10.感染了甲念珠菌应该怎么办?

感染甲念珠菌通常需要配合医生口服抗真菌药物,如使用伊曲康唑,也可以局部涂抹抗真菌药膏。脚趾甲念珠菌感染会导致趾甲颜色发黄或增厚,而且还会引起脱落。因此,在治疗期间,应注意局部卫生,最好可以穿透气性比较好的鞋子。

11.吃了伊曲康唑治疗念珠菌病,为什么还复发?

这种情况特别好发于女性念珠菌性阴道炎,针对这种情况,首先要排除通过不洁性行为再次感染的可能。增强抵抗力也是预防复发的良方。需要指出的是,女性阴道微环境中念珠菌可以作为常驻菌存在。因此,良好的生活习惯与性生活中的卫生是预防念珠菌病复发的最佳方法。

12.念珠菌病的治疗周期是多久?

一般,皮肤黏膜的感染治疗周期为1~2周。慢性复发性念珠菌性阴道炎的治疗周期可长达4~8周。

13.患者可以自行使用治疗念珠菌病的药物吗?

不论外用药物还是口服药物,都需要在医生的指导下安全用药。切忌自行服药,滥用药物不利于患者治疗,长期服药甚至会导致耐药等不良后果。

(李洋)

疥疮

1.什么是疥疮?

疥疮俗称"虫疥""干疤疥",是由疥螨寄生于人体皮肤而引起的一种接触性传染性皮肤病,易在集体宿舍和家庭中流行。当人免疫力低下时,或婴幼儿,更易直接感染或间接感染人疥螨。疥螨易侵犯皮肤薄嫩部位,如手指缝、腕部前侧、前臂、肘窝、腋窝、女性乳房、脐周、下腹部、股内侧、外生殖器等部位。

疥虫

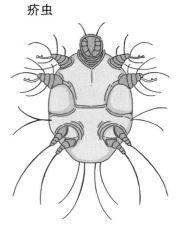

2.疥疮有哪些表现?

疥疮瘙痒剧烈,一般夜间加剧并影响睡眠。皮损好发于皮肤薄嫩部位,多对称发生。皮损为米粒大小红色丘疹、丘疱疹及隧道,男性外生殖器处还可见暗红色结节。

3.疥疮是如何传播的?

疥疮是一种接触传染性疾病,传播途径分为直接接触和间接接触。直接接触主要是人与人之间的皮肤直接接触,疥虫通过这种方式传染到健康人的皮肤表面,从而引发疥疮症状。而间接接触则包括衣物、毛巾、洗浴用品暂时沾染疥虫,这些物品接触到健康人群会导致疥虫寄生到健康人群的皮肤表面,从而引发症状。

4.如何治疗疥疮?

疥疮以杀虫止痒为治疗原则,一般以外用治疗为主。

(1)局部治疗:以外用药物为主。常用药物有 5%~20%硫磺软膏(小儿用 5%~10%,成人用 10%~20%)、10%克罗米通乳膏等。一般用温水、肥皂洗涤全身后开始搽药,应从颈部到手足涂遍全身,尤其是皮肤褶皱、肛门周围、指甲边缘。每天早晚各用一次,连续用 3 天,涂药期间不洗澡、不更衣,以保持药效。第 4 天洗澡换衣、换席被,此为一个疗程。一般治疗 1~2 个疗程,停药后观察 2 周左右,如无新皮损出现,即为痊愈。

(2)系统治疗:瘙痒剧烈、难以入睡者可口服抗组胺药物止痒。继发感染严重者可系统应用抗生素。

5.疥疮患者在治疗过程中应注意什么?

疥疮患者应隔离治疗,换下的衣物、床单、被套等应煮沸消毒,这些物品需要脱离开人体至少 3 天。使用外用药物消灭患者身上的疥螨,并治疗疾病相关的瘙痒、继发细菌感染等,与患者同住者应同时进行治疗。

6.硫磺皂可以治疗疥疮吗?

有一定作用。硫磺具有杀菌、消毒、杀虫的作用,但硫磺皂中的硫磺含量较低,杀虫力也比较弱。主要在洗澡时使用硫磺皂,但洗澡时疥虫不一定在皮肤表面,疥虫一般是到了晚上才爬到皮肤表面进行活动,而白天可能会潜伏在表皮内。硫磺皂中的硫磺如果接触不到疥虫就起不到杀虫作用,因此治疗疥螨一般不能依靠使用硫磺皂洗澡,而是用比较强的杀疥螨药物,如外用硫磺软膏才能杀死疥虫,需注意正确使用药物的方法。

阴虱病

1.什么是阴虱病？阴虱病是通过什么途径传染的？

虱子一般会寄生在人的头发上，它不仅会咬人，还会吸食人的血液，从而令人发痒；如果虱子寄生在人体的阴毛部位，就是阴虱病。阴虱主要通过性接触和间接接触传播，与阴虱病患者亲密接触，或通过肢体接触，或间接接触毛巾、被褥、床单、生活用品等都可能导致接触传染。

2.阴虱病有哪些表现？

患者被阴虱虫寄生后，最明显的一个症状是瘙痒。由于阴虱虫会在寄生部位用嘴叮咬皮肤吸血，而阴虱虫在吸血时也将自己的唾液注入，防止血液凝固，以方便持续吸血。而阴虱虫在注入自己唾液时，也会使人体的皮肤出现瘙痒感。另外，阴虱虫叮咬后，皮肤表面常常会形成肉眼不可见的微孔小伤口，且局部发红，有小红斑点。如果此时这些很小的伤口被抓挠、感染，还会形成隆起的丘疹，以及脓疱、渗液。

3.如何预防阴虱病？

预防阴虱应从传播途径入手，性接触时会使阴虱传播，特别是不注意性交安全和卫生的人，极容易感染阴虱病。如果生活环境卫生条件非常差，在空间密集的情况下多人居住，或者与患有阴虱病的人同床共枕、亲密接触，则阴虱也会通过肢体接触，或通过接触毛巾、被褥、床单、生活用品等进行传播，导致接触传染。

4.如果家里有人得了阴虱病该怎么办？

如果发现家里有人染上了阴虱，不必太过惊慌，患者要将私处毛发剃除并焚烧，将贴身用过的毛巾、床上用品、衣物等进行高温消毒，消毒后要注意烘干。最关键的是要及时到医院进行治疗。患上阴虱不必太过苦恼，应在医生的指导下积极配合治疗，可以得到非常好的治疗效果。在生活中，患者也应该注意卫生，养成良好的生活习惯，避免细菌滋生。阴虱患者除了要及时到医院治疗外，也要督促性伴侣及时到医院接受相关检查，且在治疗期间严格禁止性生活。

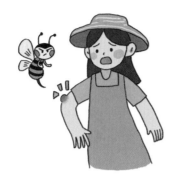

被蜜蜂蜇

蜂蜇伤

1.有哪些常见的蜇人蜂？

蜂蜇伤是蜂尾的毒刺或毒液进入人的皮肤后引起的局部或全身症状,常见的蜇人蜂有蜜蜂、胡蜂(亦称"马蜂")、黄蜂、大黄蜂等。

2.蜂蜇伤后有哪些表现？

(1)局限型:多数患者被蜇伤后,患处有红肿伴灼热、刺痛感,中央被蜇处可见黑点,甚至水疱。

(2)系统型:少数患者除上述症状外,还有发热、头痛、头晕、恶心、呕吐等症状,严重者可出现中毒、休克、昏迷等,甚至危及生命。

3.蜂蜇伤后如何治疗？

(1)局限型:首先检查有无毒刺折断在皮肤内,如有可用镊子拔出。黄蜂蜇伤毒液为碱性,可涂醋酸;蜜蜂蜇伤毒液多为酸性,可外敷5％碳酸氢钠溶液或肥皂水。疼痛明显者可外用复方利多卡因乳膏或局部注射利多卡因等。

(2)系统型:建议立即于急诊内科就诊,病情危重时存在危及生命的可能。

对于一些皮肤易过敏的人,或伴有过敏性鼻炎、哮喘者,蜂蜇伤后有可能引起较严重的过敏反应,需引起重视并及时就医。

4.如何预防蜂蜇伤？

(1)林区、野外工作者及养蜂人在取蜂蜜时需做好全身防护。

(2)蜂飞行时切勿追捕,防止激怒蜂而被其蜇伤,教育儿童不要在蜂巢旁玩耍。

(3)个人不可捣毁蜂巢。当蜂巢影响生活,存在安全隐患时,建议求助专业人员。

刺胞皮炎

1.什么是刺胞皮炎,有哪些常见的导致刺胞皮炎的动物?

刺胞皮炎是由刺胞动物刺伤患者皮肤,刺胞动物释放毒液,引起患者皮肤损害和毒性反应。有 60 多种刺胞门的生物可以引起刺胞皮炎,最常见的是海蜇和海葵。

2.刺胞皮炎的表现是什么?

刺胞动物刺伤皮肤后数分钟内局部可出现刺痛、烧灼感,随后出现红斑、丘疹、水疱,甚至大疱、瘀点、瘀斑,呈线条状或地图状。反应强烈患者可出现全身不适、乏力、恶心、呕吐、腹痛、胸闷、呼吸困难等症状。

3.刺胞皮炎该如何治疗?

局部用干净海水、明矾水冲洗患处。轻症患者可口服抗过敏药物,注射激素,外用糖皮质激素药膏、炉甘石洗剂等。有全身症状患者建议立即就诊,有严重全身中毒症状患者存在危及生命的可能。

4.如何预防刺胞皮炎?

(1)提高自我防范意识,到正规、安全海水浴场游泳,远离贻贝养殖海区。

(2)避免接触海蜇、海葵及缨鳃虫外壳,避免其毒汁溅到皮肤上,皮肤接触海蜇前后各用饱和明矾水浸泡一次,能起到减轻症状的作用。

(3)在海中作业时应穿防护服、长筒靴,戴胶皮手套。

隐翅虫皮炎

1.什么是隐翅虫皮炎?

隐翅虫皮炎是人体因接触毒隐翅虫的体液而发生的一种毒性皮肤损害。隐翅虫是一种蚁状小飞虫,白天隐伏在草地、腐木或石下阴暗潮湿的地方,夜间活动,有趋光性。隐翅虫叮咬皮肤或受到一定压力时,即可分泌出强酸(pH 值

1～2)液体,造成皮肤损害,若将其直接拍打击碎,则表现更明显。

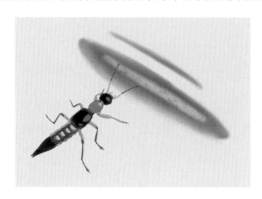

2.隐翅虫皮炎的皮疹是什么样的?

隐翅虫皮炎表现为水肿性红斑,其上可见丘疹、水疱、脓疱,呈一排至数排密集或不规则排列,中央糜烂、渗出,或呈条索状、斑片状。患者自觉烧灼感、灼痛、微痒。

3.如何治疗隐翅虫皮炎?

(1)局部治疗:可选用碱性溶液如 5％碳酸氢钠溶液、5％明矾溶液等湿敷,外用糖皮质激素霜剂等。

(2)系统治疗:可口服抗组胺药,对皮损广泛、严重者,可系统应用激素,对于继发感染者,对症抗感染治疗。

4.如何预防隐翅虫皮炎?

(1)搞好环境卫生,消灭隐翅虫孳生地。安置纱门、纱窗、蚊帐等。

(2)见到虫体不要直接捻拍,可将其拨到地面踩灭。虫体爬过皮肤或用手接触虫体后,立即用清水或肥皂水充分清洗,也可外擦 10％～20％氨水。

(3)出现皮疹后,不可用手接触患处液体,更不可在接触患处液体后搔抓其他部位。

(王小艳　王旭)

接触性皮炎

1.什么是接触性皮炎?

接触性皮炎是指皮肤接触某种物质、物品后,引起接触部位甚至接触部位以外皮肤的过敏反应。接触性皮炎主要有两种方式,一种是接触物为有刺激性、毒性的物质,如强酸、强碱等化学物质或毒液等,直接导致皮肤破坏,这种方式下任何人都可以发病,称为刺激性接触性皮炎。另一种是接触的物品本身没有刺激性或毒性,多数人接触后不发病,但少部分人接触后可以通过多个步骤激活机体内的免疫细胞,身体再次接触该物品可发生接触性皮炎。接触性皮炎的发生及轻重与个体易感程度和接触物的致敏性有关,初次接触后被致敏(即对其敏感),再次接触后 24～48 小时即可发生反应,这种方式称为变应性接触性皮炎。

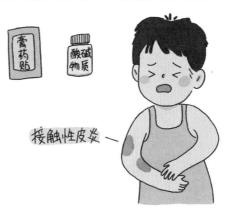

2.有哪些引起接触性皮炎的原因?

引起接触性皮炎的物质有很多,按性质分为动物性、植物性和化学性物质三种:①动物性物质:动物毒素或昆虫毒毛,如蜂类、水母、毛虫和松毛虫等以及一些不知名虫类。②植物性物质:某些植物的叶、茎、花、果等,或其产物如除虫菊、补骨脂等。③化学性物质:引起接触性皮炎的主要原因,种类繁多,主要包括金属及其制品如镍、铬等;日常生活用品如洗涤剂、护肤品、染发品、塑料橡胶制品等;外用药物如磺胺类、抗生素类、某些中药类药膏、药水、杀虫剂和除臭剂;各种化工原料如油漆、染料等。

3.接触性皮炎有哪些表现?

接触性皮炎据病程分为急性、亚急性和慢性。

(1)急性接触性皮炎:皮损多局限于接触部位,皮损为境界清楚的红斑,其上有丘疹和水疱。严重者可出现大疱。患者常自觉瘙痒或灼痛,搔抓后可将致病物质带到身体其他部位。交叉过敏、治疗不当可导致反复发作、迁延不愈,或转化为亚急性和慢性。

(2)亚急性和慢性接触性皮炎:如接触物的刺激性较弱或浓度较低,皮损开始可呈亚急性,表现为轻度红斑、丘疹,境界不清楚。长期反复接触可导致局部皮损慢性化,表现为皮损轻度增生及肥厚度改变。

4.能找到接触性皮炎的过敏原吗? 可以通过什么方法检测过敏原?

一般来说,刺激性接触性皮炎症状较急,可轻松确定过敏源,而变应性接触性皮炎往往在再次接触时才出现,很难确定患者对什么过敏,可以进行斑贴试验查找过敏原。但是,导致过敏的原因种类繁多,再加上个体易感程度不同,部分患者可能查不到明确的过敏原。那么斑贴试验检查过敏原还有意义吗? 答案是肯定的,斑贴试验查过敏原覆盖了绝大多数人日常生活中最常见、最常接触的过敏原。排除了这些物质导致过敏的可能,我们就可以放心接触或应用这些物品,这在极大程度上方便了我们的日常生活、工作。

5.接触性皮炎可以治愈吗? 如何治疗?

彻底治愈接触性皮炎的关键在于寻找并去除病因,尤其是对于变应性接触性皮炎,较容易复发,对于原因不明者,可以进行斑贴试验。接触性皮炎的治疗原则是寻找病因、迅速脱离接触物并对症处理。变态性接触性皮炎治愈后应尽量避免再次接触致敏原,以免复发。

6.如何预防化妆品皮炎?

首先,应选用来自正规厂家的、大品牌的化妆品,不能选用"三无"产品,不要过分迷信进口产品。其次,不要使用过期化妆品,一旦发生化妆品过敏,需立即停用,并且不能再次使用。再次,选用的化妆品应适合自己的皮肤,不建议经常更换,尤其不应频繁更换具有不同功效的化妆品。对于新换化妆品,可考虑于前臂内侧小面积试用1~2天,无过敏反应后再使用。

特应性皮炎

1.什么是特应性皮炎? 特应性皮炎与湿疹有什么区别?

特应性皮炎可以简单理解为皮炎、湿疹的一种特殊类型。特应性皮炎有显著"特应性进程"特点,即婴儿容易出现湿疹和食物过敏,如牛奶、鸡蛋、鱼虾等,儿童期容易出现哮喘,青少年期容易出现过敏性鼻炎。这些疾病可能同时出现或连续出现,发病期间瘙痒剧烈,皮肤干燥,病情反复发作。而湿疹没有显著"特应性进程"特点。

2.特应性皮炎的病因是什么? 会遗传吗?

特应性皮炎的病因复杂多样,可能是遗传因素,如父母亲等家族成员有过敏性疾病史,子女则较容易出现该疾病。也可能是环境因素,如气候变化、生活方式改变、不正确的洗浴、接触感染源和致敏食物、空气中过敏原刺激等。还可能是心理因素,如精神紧张、焦虑、抑郁等。现有的研究认为,在以上因素的共同作用下,皮肤屏障功能、异常免疫应答、皮肤菌群紊乱等受到影响,可能导致特应性皮炎。特应性皮炎具有遗传倾向,目前发现的易感基因有多种,如果父母一方有特应性皮炎,子女的发病率增加一倍,父母双方均有特应性皮炎的子女发病率增加两倍。

3.特应性皮炎有什么表现?

婴儿期(年龄<2岁)表现为面颊、额头、头皮湿疹;儿童期(2~12岁)表现为颈部、肘窝、腘窝湿疹;青少年/成人期(12~60岁)表现为肘窝、腘窝、手足湿疹,皮肤粗糙、增厚;老年期(>60岁)湿疹可以全身泛发。在整个发病过程中,伴有剧烈瘙痒、皮肤干燥。

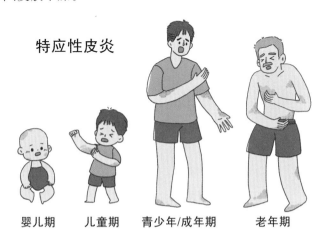

特应性皮炎

婴儿期　　儿童期　青少年/成年期　　老年期

4.如何治疗特应性皮炎?

特应性皮炎是一种特殊类型的湿疹,特殊之处在于其反反复复发作,需要长期治疗,没有一劳永逸的办法。治疗目的是缓解或消除瘙痒、皮疹,消除诱发和(或)加重因素,减少和预防复发,提高生活质量。正规和良好的治疗及疾病管理可使特应性皮炎症状基本消退或显著改善。根据病情的严重程度,通常将特应性皮炎分为仅皮肤干燥、轻中度、中重度、顽固性/严重四个等级,并应按照阶梯治疗原则进行合理治疗。

5.如何预防特应性皮炎?

特应性皮炎预防应从衣、食、住、行、洗入手,同时避免搔抓。

(1)衣:衣服宽松舒服,建议纯棉、无色、透气。

(2)食:对于年龄小于 12 岁的幼儿、儿童来说,的确容易出现食物过敏情况,比较常见的过敏原有牛奶、鸡蛋、小麦、花生、大豆、坚果、贝壳类和鱼。但这种情况随着年龄增加会缓解,而且个体差异性较大,除非能明确食物和病情之间的因果关系,否则不应盲目忌口,以免影响儿童生长、发育。

(3)住:保持适宜的环境温度,室内勤通风,避免接触尘螨、动物毛皮、花粉等过敏原。

(4)行:坚持在每天锻炼身体的同时,尽量避免出汗过多的剧烈运动,外出应防止日光过度曝晒,避免去容易发生过敏的场所。

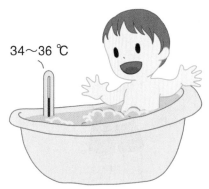

34～36 ℃

(5)洗:避免过度洗浴,每日一次或隔日一次即可,淋浴时间为 5～10 分钟,水温32～37 ℃。禁用碱性肥皂,推荐低敏无刺激的洁肤用品[接近正常皮肤 pH 值(约为 6)]。

(6)如何避免搔抓:定期修剪指甲,可口服抗组胺药、外用激素、冷湿敷等缓解瘙痒。

6.特应性皮炎可以外用激素药膏吗?

很多家长有不同程度的"激素恐惧症",担心孩子用激素不安全会影响孩子的生长发育,或者引起发胖等不良反应,因此拒绝使用激素药膏。首先,外用药膏中激素的含量相较于口服制剂和针剂来说是很低的；其次，外用激素类药膏只作用于局部皮肤表面，通过致密的角质层才能部分进入体内，而且在使用过程中会因与衣物的擦碰等因素损失一部分，实际上进入人体内的量是很少的。只要选用合适的激素药膏，遵医生建议用药，不会引起全身严重不良反应。

7.特应性皮炎只能外用激素药膏吗?

特应性皮炎患者除了外用激素类药膏，还可以外用非激素类药膏如他克莫司软膏、吡美莫司乳膏、克立硼罗等，配合抗组胺药、润肤剂等。如病情严重或控制不佳，需系统应用糖皮质激素、环孢素、硫唑嘌呤等免疫抑制剂或生物制剂，配合光疗等综合治疗。

8.如何正确选择外用激素药膏?

激素药膏可简单分为超强效、强效、中效、弱效，相对而言，超强效激素药膏见效快，弱效激素药膏见效慢。此外，人体不同部位皮肤对外用药物的吸收存在很大差异，因此，选择激素类药膏要综合考量病情严重程度、患者年龄、用药部位、用药量等。

9.使用激素,一停药就复发怎么办?

特应性皮炎患者病情非常容易复发，患者病情好转或基本痊愈后除了应从衣、食、住、行、洗等入手做好基础治疗外，每周 2~3 次外用钙调磷酸酶抑制剂（他克莫司软膏、吡美莫司乳膏）维持治疗可以有效预防特应性皮炎的发作。

10.特应性皮炎需要忌口吗?

对于特应性皮炎患者，特别是年龄较小的幼儿、儿童来说，的确容易出现食物过敏的情况，比较常见的过敏原包括牛奶、鸡蛋、小麦、花生、大豆、坚果、贝壳类和鱼。但这种情况随着年龄增加会缓解，而且个体差异性较大，除非明确食物和病情之间的因果关系，否则不建议盲目忌口。

11.目前,特应性皮炎有什么最新的治疗药物?

度普利尤单抗（达必妥）已获食品药品监督管理局（FDA）批准用于治疗成人中重度且局部治疗不能控制的特应性皮炎。目前，国内已经批准将达必妥用于 6 岁以上患者的中重度特应性皮炎。抗 IgE 单克隆抗体奥马珠单抗用于治疗 12 岁以上慢性荨麻疹和 6 岁以上哮喘患者,其能降低游离 IgE 水平,但治疗特应性皮炎的效果需要进一步研究。

湿疹

1.什么是湿疹? 湿疹的病因是什么?

湿疹是由多种内外因素引起的一种具有明显渗出倾向的炎症性皮肤病,伴有明显瘙痒,易复发,严重影响患者的生活质量。湿疹的病因目前尚不明确,总体可以归结为内外两个方面。

(1)机体内因:包括免疫功能异常、系统性疾病、遗传因素等,同时,心理因素如紧张焦虑也可引发或加重湿疹。

(2)外在因素:生活环境、气候条件、日常生活用品等。

2.湿疹有什么表现?

湿疹可发生于身体任何部位,皮疹一般对称分布,常反复发作,自觉症状为瘙痒,甚至剧痒。根据临床表现,湿疹可以分为急性、亚急性及慢性三期。

(1)急性期:表现为红斑、水肿基础上粟粒大丘疹、丘疱疹、水疱、糜烂及渗出,病变中心往往较重,而逐渐向周围蔓延,外围又有散在丘疹、丘疱疹,故境界不清。

(2)亚急性期:红肿和渗出减轻,糜烂面结痂、脱屑。

(3)慢性期:湿疹主要表现为粗糙肥厚、苔藓样变,可伴有色素改变。手足部湿疹可伴有指(趾)甲改变。

急性期、亚急性期、慢性期湿疹可相互转换,经久不愈。

3.如何治疗湿疹?

湿疹难以根治,治疗的主要目的是控制症状、减少复发、避免继发感染、提高生活质量。

(1)基础治疗:①首先需及时避免湿疹的诱发及加重因素,从内外两个方面寻找可疑病因,达到去除病因、治疗的目的。②日常应注意避免搔抓和过度清洗,避免持续出汗,患处注意防晒,避免易致敏、刺激性食物。③保护皮肤屏障功能,选用对皮肤无刺激的治疗,预防继发感染。对于皮肤干燥的亚急性及慢性湿疹,应加用保湿剂。

(2)局部治疗:是治疗湿疹的主要手段,根据病情分期选用不同的外用药物,如药水、药膏等。在综合考量病情严重程度、年龄、用药部位、用药量及持续时间、药膏强弱等级后,按照医生的建议外用激素类药膏是非常安全的。

(3)系统治疗:病情严重者需严格在医师指导下进行系统治疗,甚至住院治疗。

4.湿疹与"湿气"有关吗?

湿疹的英文名为"eczema",源于希腊词"ekzein",意为"沸腾、冒气泡",代表着皮肤科学家从形态学的描述来命名并认识该皮肤病。中医称湿疹为"湿疮",认为湿疹是由于禀性不耐,易受外界风、湿、热邪侵袭,饮食不节(节制),损伤脾胃,脾失健运,湿从内生,蕴久化热,郁于血分,充于腠理,外发肌肤而发病。因此,"湿"不能简单理解为"天气潮湿""体内有湿气"。此外,湿疹患者皮肤干燥时应该加强保湿,因为皮肤干燥会导致瘙痒、病情加重。

5.儿童湿疹与特应性皮炎有什么关系?

湿疹与特应性皮炎的表现基本相同,但特应性皮炎患者有显著"特应性进程"特点,即婴儿容易出现湿疹和食物过敏,如牛奶、鸡蛋、鱼虾等,儿童期容易出现哮喘,青少年期容易出现过敏性鼻炎,或者可以理解为特应性皮炎是湿疹的一种特殊类型。

6.湿疹与"发物"有什么关系?

皮肤科医生将"发物"定义为容易诱发某些皮肤病或加重原有皮肤病的食物。湿疹患者既往对海鲜、虾、蟹、鸡蛋、鱼肉、猪肉、牛羊肉等不过敏,而且发病期间食用这些食物不会导致瘙痒加重或病情加重,是没必要忌口的。日常生活中需要这些食物补充营养,均衡饮食即可,但高脂血症、高尿酸等患者需要行低脂低嘌呤饮食,糖尿病患者需要行糖尿病饮食。但湿疹发作时,辣椒以及含有香料多的食物,如烧烤、火锅之类,还是建议尽量忌口或少吃。如接触某种物品或食用某种食物后有明显的瘙痒、皮疹加重情况,应避免再次接触、食用,并且咨询医生。

(王旭)

荨麻疹

1.什么是荨麻疹?

荨麻疹俗称"风疹块",是一种十分常见的皮肤病,常表现为红斑、风团,瘙痒明显。红斑、风团可局限于身体某一部位,也可泛发全身,很快或数小时后可消退,多不超过 24 小时,消退后不留痕迹,但新风团又起,此起彼伏。有 10％～20％的人一生中至少发作一次。

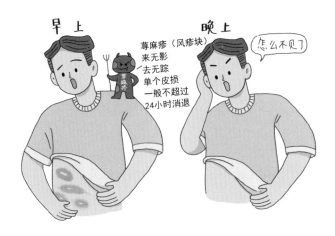

2.荨麻疹的病因是什么?

荨麻疹病因复杂,包括内外多种因素,约 3/4 的患者找不到病因,尤其是慢性荨麻疹患者。导致荨麻疹的常见过敏原是食物、食品添加剂、花粉、尘螨等吸入物,以及感染等其他原因,部分慢性荨麻疹可能与自身免疫有关。若综合考虑荨麻疹的发病规律及进行过敏原检测,可找到部分荨麻疹的发病诱因。

3.荨麻疹会传染吗? 会遗传吗?

荨麻疹是一种过敏性皮肤病,不会传染。有 10％～20％的人一生中至少会遭遇一次荨麻疹发作,有 0.1％的患者会发展为慢性荨麻疹。急性、慢性荨麻疹不会遗传,与遗传有关的是遗传性家族性荨麻疹综合征、家族性冷荨麻疹、延迟性家族性局限性热荨麻疹等。

4.荨麻疹是免疫力降低引起的吗?

不是的。荨麻疹的发病机制主要是肥大细胞异常激活,更多的是免疫系统某种程度的紊乱或者失衡,所谓增强免疫力的药对本病没有治疗作用。

5.急性荨麻疹如果治疗不及时,是否会变成慢性荨麻疹?

根据病程的长短,以 6 周为界,荨麻疹分为急性荨麻疹和慢性荨麻疹。荨麻疹发作初期,只要时间没有超过 6 周,就可以诊断为急性荨麻疹。无法预测荨麻疹痊愈时间,若荨麻疹反复发作超过 6 周,医生会做出慢性荨麻疹的诊断。其实,荨麻疹是急性还是慢性,与是否及时治疗关系不大。

6.慢性荨麻疹会一直反复发作吗?

很多人担心慢性荨麻疹会伴随自己一生。慢性荨麻疹的自然病程也是很多皮肤科医生关注的课题。以色列的一个长期随访调查发现,慢性自发性荨麻疹中,25%左右的患者在 1 年内自愈,48%的患者在 2 年内自愈,57%的患者在 3 年内自愈,高达 86%的患者在 5 年内痊愈,只有 14%的患者病程会超过 5 年。这些数据提示大家,大部分慢性自发性荨麻疹在 5 年内会自愈,小部分患者痊愈时间可能会更长,但极少伴随终生。

7.急性荨麻疹与慢性荨麻疹有什么区别?

急性、慢性荨麻疹的区别是发病次数及持续时间不同。急性荨麻疹短期内痊愈,慢性荨麻疹反复发作,每周发作 2 次及以上,持续 6 周及以上。

8.怎样治疗荨麻疹?

荨麻疹的常规治疗是外用炉甘石洗剂、口服抗组胺药(抗过敏药)。如患者病情严重,需要应用激素等免疫抑制剂。感染导致的荨麻疹需加用抗感染药物。严重的急性荨麻疹伴有憋气等症状,需立即就诊,病情严重的患者,存在危及生命的可能,而慢性荨麻疹患者需要长时间坚持用药,逐步减量至停药。

9.长期吃抗过敏药是否会损伤身体?

抗过敏药即抗组胺药,大家对抗过敏药的印象可能是:这个药会让人打瞌睡、犯困,有时甚至导致排尿不通畅、黏膜干燥、青光眼症状加剧等。其实,这些不良反应都是第一代抗组胺药引起的。在过去很长一段时间里,用于治疗荨麻疹的药都是第一代抗组胺药,如马来酸氯苯那敏(扑尔敏)、异丙嗪(非那根)、赛庚啶、酮替芬等。这些药物的缺点是受体选择性不高,容易穿过血脑屏障,从而引起以上不良反应。

第二代及更新一代抗组胺药的受体选择性更高,还不容易透过血脑屏障,其他方面的安全性也得到了提高。同时,针对婴儿、儿童,还有糖浆、口服液类抗组胺药。这些药物基本上克服了第一代抗组胺药服药期间的不良反应。过敏性鼻炎、哮喘、特应性皮炎等过敏性疾病,以及慢性荨麻疹等,需要长期应用这类药物。目前,并没有长期规律应用此类药物会出现明显不良反应的报道。极少数患者对药物本身过敏,或合并其他特殊疾病,或自行乱用药等,才可能出现说明书中提示的风险。而对于绝大多数人来说,这些药都可以长期放心使用,并不会损害身体健康。需要指出的是,如果不好好服药来控制反复发作的荨麻疹症状,才会真正影响到正常的生活和工作,进而影响生活质量。

10.荨麻疹需要查过敏原吗? 有哪些查过敏原的方法?

荨麻疹患者特别是婴幼儿荨麻疹患者,建议完善过敏原检测,常用的过敏原检测方法有血清过敏原特异性 IgE 检测、点刺试验等。

药疹(药物性皮炎)

1.什么是药物性皮炎?

药物性皮炎即药疹,是指药物通过注射(包括肌注、静注、静脉点滴、皮内注射、皮下注射等)、口服、吸入、灌注、栓塞、点眼、滴鼻、漱口、含化、喷雾吸入、外用、冲洗、离子导入、超声导入等进入人体后引起的皮肤、黏膜过敏反应。药物性皮炎与药物药理作用无关,属于不可预知的异常反应。一般来说,所有药物(包含中药)都可能发生药物过敏反应,但发生频率不同,这与个人体质、免疫遗传倾向性等有关。

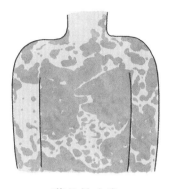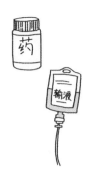

药物性皮炎

2.有哪些常见的导致过敏的药物？

（1）抗生素：以青霉素最为多见，包括磺胺类、头孢类、四环素类、氯霉素类。

（2）解热镇痛药：如阿司匹林、对乙酰氨基酚等。

（3）抗癫痫及镇静催眠药物：苯巴比妥、苯妥英钠、卡马西平、拉莫三嗪等。

（4）异种血清及疫苗：如破伤风抗毒素、狂犬病抗毒血清、蛇毒免疫血清等。

（5）中药：中药引起的过敏并不少见。

（6）各类新型靶向药物。

任何药物都有可能引起过敏，就连常用的抗过敏药也可能引起过敏，因此要提高药疹警惕性。

3.如何警惕药物性皮炎？

若在应用药物（包括中药、偏方、药末等）的过程中出现任何皮肤改变，应首先考虑是否为药物过敏。若用药前你的皮肤没有皮疹，用药后才有，则要特别注意。药疹一般发生在服药后 7～12 天，短者可数小时或 1～2 天，长者达 1 个多月，甚至更长。

4.如何预防药物性皮炎？

"最好的医生是你自己。"

（1）要注意所吃的药物，若已知对某种药物过敏，千万不要吃，而且就诊时要告知医生自己对此类药物过敏。

（2）不要滥用药物，不要轻信偏方。

（3）因慢性病长期用药时，要注意身体各种不良反应，更应观察皮肤有无异样改变,特别是更换药物之后。

(4)如果明确致敏药物,要将该药物写在病历上或记录在过敏卡上。

(5)用药前还要注意查看药物成分,尤其是复方制剂,看是否对某种成分过敏。

(6)要注意药物的禁忌证。

5.若发生药物过敏或考虑药物过敏,该如何处理?

(1)要停用一切可疑致病药。

(2)要立即就诊,重症药物性皮炎可危及生命,甚至导致死亡。

6.既往服用药物无过敏,现在再服用同种药物一定不过敏吗?

不一定,既往服用药物无过敏,再次服用同种药物仍存在过敏可能。首次服用药物后身体可被致敏,再次服用药物后身体产生过敏症状。

(王旭)

物理性皮肤病

1.为何我比同龄人显老?

有些人看起来比同龄人显老,最主要的原因是皮肤衰老较同龄人明显:皮肤有老化表现,如皮肤菲薄、纹理增多、皱纹增多、光泽感消失、松弛,出现毛细血管扩张性红斑和老年斑等表现;毛发、指甲等也有衰老表现,如头发花白、稀疏,甲发黄、混浊。皮肤衰老通常分为内在性衰老和外源性老化,内在性衰老受基因控制,外源性老化主要由环境因素如紫外线辐射、吸烟、风吹、日晒及接触有害化学物质等引起。由于日光中紫外线是环境因素中导致皮肤老化的主要因素,因此皮肤外源性老化被称为皮肤光老化。由于皮肤光老化是一个日积月累的缓慢发展过程,其影响因素必然广泛而复杂。不同的光线照射时间、剂量,生理因素,病理因素,职业和环境因素等均可影响皮肤光老化的发生。

皮肤光老化的许多病变可以通过使用药物及防晒化妆品等多种措施改善和逆转。使用防晒化妆品是保护皮肤免受日光损害的最有效防护手段。常用的抗氧化剂有维生素 E、维生素 C、β-胡萝卜素等,可试用常规口服剂量,坚持服用,或可将其配成一定浓度加入化妆品中外用。维 A 酸是目前研究最多的治疗皮肤光老化的药物,0.025％的全反式维 A 酸霜可用于治疗光老化,建议在医生指导下使用。激光和强脉冲光等光声电设备已被越来越多地用于皮肤光老化治疗,并取得了一定效果。

2.紫外线过敏会遗传吗?

有些人在户外活动后,经常暴露在阳光下的脸、颈、手臂等部位会出现红色疹子、水疱、脱屑等,还会伴有瘙痒。这种情况多发生于 20～40 岁女性,有明显季节性,被称为多形日光疹。该病是一种光敏性皮肤病,内分泌、免疫、环境等都在发病中起作用,过敏的光线主要是紫外线和可见光。遗传因素是目前公认的发病重要因素,10％～50％患者有家族史,因此紫外线过敏是会遗传的,但该病就像高血压、糖尿病一样,为多基因遗传模式。

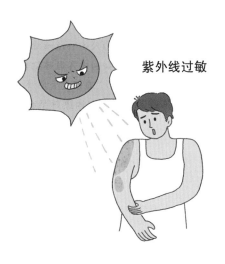

紫外线过敏

3.两人同行,为何只有我晒伤?

日晒伤是由强烈日光照射引起的一种皮肤急性炎症,表现为暴露部位红斑、水肿或水疱,自觉烧灼和疼痛感。日晒伤可能发生在任何个体,与日光暴露时间、强度有关。同时,日晒伤受个体因素的影响,如皮肤类型,肤色黑的人较肤色白的人更不容易晒伤,老年人与儿童和青年相比,更不容易晒伤。应注意个人防护,使用防晒霜和穿戴防晒衣帽的人更不容易晒伤。因此,暴露在同样的光线条件下,某些人更容易出现日晒伤。为了预防日晒伤,需要正确使用防晒剂;经常参加室外锻炼,以增强皮肤对日晒的耐受能力;上午 10 时至下午 2 时是日光最强的时候,应避免在无防护的情况下在室外过度停留。

4.日晒伤为什么会伴有疼痛?

日晒伤是强烈日光照射后引起的急性皮肤光毒性反应,严重的日晒伤不仅表现为红斑水肿,甚至会出现水疱和大疱。个别人会有全身症状,如发热、恶心、呕吐等。紫外线诱发的毒性损伤会存在皮肤细胞的坏死过程,并且有大量炎症因子和炎症细胞参与其中，表现类似于烧烫伤，所以会有皮肤神经的刺激作用，从而引起疼痛。使用止痛药阿司匹林、吲哚美辛等可以减轻皮肤疼痛。

5.日晒伤后应该如何处理？

如果出现日晒伤，可以选择安全的局部外用药物，如氟芬那酸丁酯软膏、他克莫司软膏，或糖皮质激素类药物，如地奈德、糠酸莫米松等，也可以选择硼酸溶液、牛奶或者生理盐水湿敷。全身系统性用药，可以选择抗组胺药，如西替利嗪、左西替利嗪、氯雷他定、依巴斯汀等，如果疼痛明显，可以选择止痛药或糖皮质激素，如泼尼松口服。严重日晒伤时，建议于专业医生处就诊治疗。

6.紫外线过敏与晒伤有关吗？

无关。紫外线过敏被称为光超敏反应，这种反应包括致敏期、7～10天潜伏期（第一次接触后），以及此后出现的皮肤表现期。紫外线过敏容易反复发作，并且往往出现在特定人群，只有已经致敏的人才可能发生紫外线过敏。日晒伤属于光毒性反应，是光线直接照射造成的皮肤损伤，可以发生在任何个体。

7.吃了野菜后脸肿是怎么回事？

有些人过多服用或直接接触了具有光敏性的植物，若再接受一定的日晒，会发生皮肤反应，这种反应以面部和手背等暴露部位为主，表现为局部皮肤红肿、红丘疹、水疱、血疱，甚至坏死等。皮肤反应的发生与体质、食用光敏性植物和日晒三者同时作用有关，常见于肝肾疾病、内分泌障碍、代谢异常、贫血或营养不良等患者，植物的烹饪方式、调味品或者腐烂物寄生真菌也可能参与了发病过程。光感性植物包括香菜、芹菜、茴香、柑橘、柠檬、酸橙、野菊、无花果、紫云英、野生油菜、芥菜、灰菜、甜菜、木耳、香菇，胡萝卜、小白菜、萝卜叶、苋菜、菠菜、防风草、莳萝、天葵黄等也有报道，这些植物含有的呋喃香豆素是最常见和最重要的光敏物质。为不引起吃野菜后脸肿，应避免服用和接触光敏性植物，同时也要尽量避免强烈的日光曝晒。

8.服用某些药物需要防晒是怎么回事？

光敏性药物种类繁多，包括磺胺类药物、降糖药、灰黄霉素、喹诺酮类、利尿剂、精神类药物、安定类药物、阿司匹林、避孕药、某些抗过敏药（苯海拉明、氯苯那敏）以及某些中草药等。由于这些药物中含有一些吸光分子或者色基，患者服用后再接触日光照射,就可能出现一些特殊反应,曝光部位会出现红斑、红色丘疹,有瘙痒。这种情况有时也会在日晒后的 24 小时,甚至数天之后出现,病情加重时,甚至在非暴露部位也会出现红色斑片,还有人会出现头晕、乏力、精神不振等全身不适症状。这些不适甚至在停用药物之后也会持续很长时间。为了避免上述情况的出现,在使用这些药物的过程中一定要注意防光、防晒。

9.如何治疗紫外线过敏?

做好紫外线照射预防是很重要的,可以避免或减轻紫外线过敏症状。外用药物如氟芬那酸丁酯乳膏可以用于治疗紫外线过敏的皮肤。口服药如羟氯喹、烟酰胺等可以降低对紫外线的敏感度,β-胡萝卜素对部分患者有效。比较严重的患者可以预防性使用光疗,通过窄谱中波紫外线治疗的方式来促进皮肤厚度增加,将皮肤晒黑或利用免疫学等方法来提高机体对紫外线的耐受性,称为硬化治疗,一般在病情发作前一个月进行,常规选择春季治疗。在治疗后,应继续进行适量日光照射以维持疗效,否则 4～6 周就会失效。

10.为什么我这么容易晒黑?

皮肤晒黑表现为光照部位出现清晰灰黑色斑,没有自觉症状。根据黑斑出现的时间,皮肤变黑分为即刻性黑化、持续性黑化、延迟性黑化。即刻性黑化指在照射后或照射过程中立即出现灰色色素斑,一般持续数分钟到两个小时。持续性黑化高峰出现在第 2～24 个小时,可持续数小时至数天。延迟性黑化在照射后数日出现,可持续数周或数月。黑化的出现与黑素细胞的功能是有关系的,造成黑化的最主要的光谱是紫外线和可见光。有些人容易晒黑的最主要原因是黑素细胞功能活跃,同时接受光照时间过长。一般来说,皮肤偏黑的人黑素细胞功能相对活跃,更容易晒黑。

11.防晒系数(SPF 和 PA)是什么意思?

日光防护指数(SPF):SPF 是目前用于表示防晒产品防护紫外线中 UVB能力的标识,评价防晒化妆品防止皮肤发生日晒红斑的能力。SPF 以产品实际测定的 SPF 值为依据,SPF 值越大,防日晒红斑效果越好。PFA 是防晒产品防护紫外线中 UVA 能力的标识,是评价防晒化妆品防止皮肤被晒黑能力的指标。根据所测 PFA 值的大小,标识产品防护 UVA 的等级(PA),标识方式:若 PFA值<2,不得标识 UVA 防护效果;若 PFA 值为 2～3,标识 PA＋;若 PFA 值为

4～7,标识 PA＋＋;若 PFA 值为 8～15,标识 PA＋＋＋;若 PFA 值≥16,标识 PA＋＋＋＋。

12.应该如何防光防晒?

日光是地球生物繁衍生息的根本,但过度日光暴露不仅会让皮肤变老,影响容貌,还会诱发或加重各种光线相关皮肤病,因此,减少皮肤过度日光暴露是非常有必要的。首先,应注意规避性防晒,要关注紫外线指数(UVI),一般中午为 UVI 最高的时段,而春末和夏季是 UVI 最高的季节。海拔越高,UVI 越强。沙滩、雪地、城市高层建筑的墙面或幕墙玻璃、汽车窗玻璃、硬化地面(如沥青/水泥路)都会反射紫外线,从而增加 UVI 值。室外活动时应注意规避 UVI 数值高的时段和地点,或在树荫、山坡阴面从事户外活动。其次,要注意遮盖性防晒,如遮阳伞、太阳帽和衣物等针织产品可直接遮挡日光。织纱密度越高、颜色越深,或有防晒涂层,其紫外线吸收能力就越强,防晒效果越好。帽檐的边长最好在 7.5 厘米以上,才有较好的防晒效果。建议选购紫外线防护系数(UFP)＞25,紫外线透过率＜5％的织物产品。眼睛是人体唯一的感光器官。急性光损伤可导致角膜炎、视网膜炎;慢性日光损伤会使眼晶体混浊,是造成白内障的主要原因,还可引起眼底黄斑变性等。应选购覆盖全部紫外线的遮阳镜,并尽量减少蓝光和紫光透过。镜面应足够宽大,能完全遮盖眼睛和眉毛。镜片以深色为宜,但不宜过深,以免影响视觉。防晒类化妆品是推荐最常用最有效的方法。

除了使用防晒物和防晒化妆品,还可以系统口服一些药物或者食物,减轻光损伤。可减轻光损伤的食物成分或食物包括胡萝卜素(β-胡萝卜素、花青素、

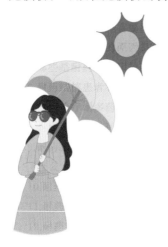

番茄红素、叶黄素)、多酚(类黄酮、白藜芦醇)、青石莲萃取物、益生菌、硒、大豆异黄酮、巧克力、咖啡因、必需脂肪酸等。可减轻光损伤的药物包括维生素 C/E、烟酰胺、非甾体抗炎药(乙酰水杨酸、布洛芬、吲哚美辛)、抗疟药、糖皮质激素等。黑素细胞刺激素(α-MSH)类似物通过使皮肤黑化减少日光照射损伤,是新型系统性光保护剂。系统性光保护剂可在日晒前或夏季到来前使用,以增强皮肤对紫外线的耐受力,日晒后使用可治疗照射造成的皮肤损伤。

13.未成年人需要防晒吗?

为了避免婴幼儿过度防晒而导致维生素 D 缺乏,婴幼儿可以每天进行 1~3 次日光浴,每次 10 分钟左右,即可满足 1 天维生素 D 需要量,但需避开紫外线最强的时间段。若有特殊情况,可通过食物、药物等补充维生素 D 需要量。小于 6 个月的婴儿皮肤娇嫩,涂抹防晒产品的不良反应风险较高,因此不建议使用防晒产品。应通过避免阳光照射,使用衣物等遮盖防晒。6 个月至 2 岁的孩子仍然以衣物遮盖防晒为主,也可挑选 SPF10/PA+ 以内的物理性防晒产品,以霜剂或粉质产品为宜。即使涂抹了防晒产品,也不宜在强烈阳光下活动。

14.室内需要防晒吗?

在没有紫外线光源的室内活动,不需要使用防晒产品。若室内可能受到紫外线照射(靠窗、接触较强紫外灯光源、强荧光灯、驱蚊灯、娱乐场所的霓虹灯光等),则要选择 SPF15/PA+ 以内的产品。

15.室外活动时应如何选择防晒霜?

要根据所在地区、季节、当日紫外线和室外活动时间选择防晒产品:阴天或树荫下的室外活动,选择 SPF 15~25/PA+~++;阳光下活动,选择 SPF 25~30+/PA++~+++;若需接触高强度紫外线,如雪山、海滩、高原等环境,或春末、夏季阳光下活动,选择 SPF 50+/PA++++;如活动涉及出汗或水下工作,应选择防水抗汗类产品。近年研究还表明,仅仅防护 UVB 和 UVA 显然不够,因为紫外线以外的其他光线如可见光和红外辐射也会对皮肤产生伤害,催生了对这两个波段光线防护的需求,而且一些新的广谱防晒化妆品也加入了防护可见光和近红外线的成分,如物理防晒剂氧化铁、抗氧化剂维生素 E 等。

16.我为什么容易长冻疮?

冻疮容易发生在高湿度的初冬早春季节,常见于妇女、儿童、老年人及周围血液循环不良者。病程缓慢,气候转暖后自愈,次年冬季复发。暴露于寒冷、潮湿的环境是发生冻疮的主要危险因素。

17.长冻疮是因为我穿得少吗?

穿着太单薄可能会导致冻疮,但冻疮的发生是多因素的,最主要的原因是寒冷、潮湿。为了避免发生冻疮,除了穿衣注意保暖以外,平时要加强体育锻炼,促进血液循环。同时要注意全身和局部皮肤干燥,手套、鞋袜不要过紧,可外擦防护油促进血液循环及皮肤保湿。避免吸烟也是很重要的预防措施。

18.贴暖宝宝后为什么出现"红地图"?

热水器、热水袋、暖宝宝是大家常备的取暖用品,但若局部长期使用,使皮肤暴露于低于 45 ℃的热环境中,可导致火激红斑。火激红斑好发于大腿内侧、小腿内侧、上胸部、下背部和腹部,表现为广泛的网状红斑(俗称"红地图"),最初是淡黄色,可变为暗红色、紫红色,后期颜色不再变浅,并容易出现褐色和网状扩张的血管、皮肤萎缩,有轻度灼热感。火激红斑的主要危害是皮肤肿瘤。因此,要尽量脱离致热源,如果用热止痛,一定要进一步确定疼痛原因。

19.我为什么会长痱子?

痱子是发生在夏季或炎热环境下的一种炎症皮肤病,由于环境中的气温高、湿度大,机体出汗过多,大量的汗液不容易蒸发,使汗腺导管内汗液潴留,后内压增高,发生汗管破裂。外溢的汗液渗入并刺激周围组织,汗孔处就会出现丘疹、小水疱。除了高温高湿度外,皮肤卫生太差而使汗管阻塞,或出现细菌感染并大量繁殖,也可导致痱子发生。

20.长痱子需要勤洗澡吗? 能洗冷水澡吗?

应注意经常保持皮肤清洁、干燥,用温水洗澡,洗澡后用毛巾擦干后扑撒痱子粉等粉剂,并注意用干毛巾擦汗。出汗较多者可以勤用温水洗澡,但不能用冷水洗澡。因为如果体温过高,用冷水洗澡会使过多汗液无法从汗腺中排出,反而加重汗腺导管闭塞,使汗液进一步渗入周围组织而加重痱子。另外,还应加强室内通风散热措施,使周围环境不过于潮湿,温度不过高,以减少出汗和利于汗液蒸发。容易长痱子者衣服宜宽大,以便于汗液蒸发,还应及时更换潮湿衣服,避免搔抓,防止继发感染。

21.哪些人容易长痱子?

痱子容易发生于发热且出汗量大、长期卧床和过度虚弱的人,妇女皱褶部位、儿童头面、臀部容易出现。儿童皮肤娇嫩,角质层薄,汗腺导管狭窄,加上皮肤表面不清洁等因素,较成人更容易生痱子,是痱子高发人群。长了痱子后,往往瘙痒难忍,反复搔抓更容易继发细菌感染,影响正常生活。

22.痱子有红色的又有白色的,这是怎么回事?

痱子有红又有白是因为炎症发生的部位有深有浅。白色的痱子是由于汗腺导管的阻塞发生部位比较浅,主要发生在皮肤最外层——角质层,汗液不能排出而溢入角质层,表现为小水疱,水疱疱壁比较薄,周围没有红圈。患者没有明显的症状,病程比较短,有自限性,常见于高热且出汗量大、长期卧床和过度虚弱者。红色的痱子俗称"红痱",由于汗液溢入表皮内而形成,较白痱的深度更深,表现为红水疱,周围有红晕,会有烧灼感和刺痛感,小儿红痱好发于头面、臀部。所以痱子有红又有白,甚至还有有脓疱的痱子。

23.长了痱子该怎么办?

需要注意加强室内通风散热,使周围环境不过于潮湿,温度不过高;衣服宜宽大;应及时更换潮湿衣服;应避免搔抓痱子,防止继发感染;应保持皮肤清洁干燥,常用干毛巾擦汗或用温水洗澡后撒布粉剂。在治疗上以局部治疗为主,外用药物可以使用痱子粉、薄荷炉甘石洗剂等。对于体虚多汗者,可以全身用药,如补充蛋白质、纠正贫血。如果合并感染,服用抗生素可以控制感染。

24."鸡眼"是怎么形成的,如何预防?

"鸡眼"是由于反复压迫和摩擦刺激导致的皮肤损害。不合脚的鞋袜、足结构异常,工作或者休闲活动造成足部反复机械创伤,上述因素都可导致皮肤局部增厚,产生"鸡眼"。预防"鸡眼"的发生,首先应该减少摩擦和压迫,不穿坚硬的鞋子,使用软鞋垫(硅树脂鞋垫、羊皮),或者用厚的海绵垫或者是棉垫,可以提高舒适度。有些人有足部的畸形,需要通过矫正的办法,如矫正器来治疗,如果 X 线平片发现外生骨疣,必要时需要进行外科手术。

25.如何分清"鸡眼"和"瘊子"?

"鸡眼"常见于第五足趾背外侧和其他足趾背面,以及足底受压力摩擦较大的部位,表现为坚硬圆顶结节,中央可看到半透明、黄白色核;核呈倒圆锥形,受压后其尖端可压迫皮肤里面的末梢神经,使人产生疼痛感。医学上长在足部的"瘊子"被称为跖疣,是人乳头瘤病毒感染,可见栓塞的毛细血管和多数出血点,外观可见很多黑点。"鸡眼"与"瘊子"的共同点是都可以让皮肤纹理中断。两者的治疗方式不完全相同。对于"鸡眼",应削去"鸡眼"的中心核,定期用温肥皂水浸泡后锉掉,外用药可以选择水杨酸或尿素,有利于软化皮损。由于跖疣是病毒感染,主张尽早使用物理方式祛除,如液氮冷冻或激光,或选择抗病毒的药物,如干扰素、咪喹莫特之类的药膏。

26.对于"鸡眼",除了外用鸡眼膏,还有其他的治疗方法吗?

对于鸡眼,除了外用鸡眼膏以外,还可以选择外用腐蚀类或剥脱类药物,使鸡眼中心核区软化脱落,常用水杨酸、苯酚或者中药鸦胆子。不过需要慎重使用,以免加重创伤。物理的方法可以选择液氮冷冻、激光治疗、针刺疗法、中医小针刀疗法和微波治疗。对于比较顽固的皮损,可以考虑手术切除。

27.褥疮是怎么形成的?

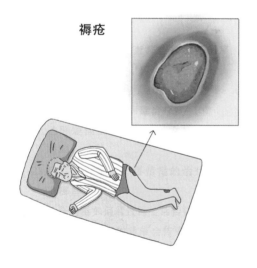

褥疮

褥疮是由于患者身体局部长期受压,影响血液循环,导致皮肤和皮下组织营养缺乏而引起的组织坏死。褥疮形成的原因还有各种理化因素的刺激及全身营养不良。褥疮好发于瘫痪、昏迷及神志不清的患者,由于其体位被动,加之皮肤受分泌物及大小便刺激,加速了褥疮的发生和发展。另外,年老体弱、长期高热与恶病质的患者,由于机体抵抗力差,全身营养缺乏及消瘦,也容易发生褥疮。

28.长褥疮应该看哪个科?

褥疮最初表现为持续的红斑,表皮为紫黑色、水疱、浅表性溃疡时,可以选择皮肤科就诊。外用敏感抗生素及生长因子制剂,并可以辅助性治疗,如超声波、激光、紫外线、高压氧、生长因子移植培养的角质形成细胞、富血小板血浆注射。如果不及时处理,溃疡加深至皮下组织,甚至肌肉、骨骼或关节,则需要外科手术治疗并辅以封包性敷贴。如果出现继发感染,或诱发败血症,则需要多学科治疗。

29.如何预防褥疮？

褥疮是一种长期卧床患者的严重并发症，如果护理得当，完全可以避免。对长期卧床、体质衰弱、昏迷的患者，首先要重视基础护理，仔细观察，尽早发现症状，及时处理。平时要定时翻身，避免受压，每1～2小时变换一次体位，保持受压部位皮肤清洁干燥。适当为患者增加营养，以促进局部血液循环，另外，要经常按摩受压部位。一旦发生褥疮，应避免患处再次受压，促进局部血液循环，加强创面护理，预防感染。受压部位使用气垫、气垫褥或泡沫橡皮、橡皮枕头缓解对褥疮溃疡的压迫。可自行活动的患者取坐位时，每15分钟活动1次，每1小时变换体位1次；不能自行活动的患者取坐位时，每1小时变换体位1次，取卧位时每2小时变换体位1次。

30.长褥疮该怎么办？

褥疮初期，可局部热敷或用50%乙醇涂擦，也可以轻轻涂一层2%的碘酊，然后用生理盐水脱碘，每日1～2次，如果局部皮肤已经出现红肿，甚至水疱，可缩短间隔时间为2～4小时护理一次。对溃疡的护理是关键，小溃疡外用0.5%的硝酸银溶液湿敷，大溃疡需要外科手术治疗。也可以应用辅助性治疗，如激光、紫外线、高压氧、生长因子、移植培养的角质形成细胞等。如果继发感染，可根据细菌培养的结果选择敏感抗生素。

31.什么是多汗症？

多汗症是指局部或全身皮肤出汗过多。部分系统疾病可导致内分泌失调和激素紊乱，如甲状腺功能亢进、垂体功能亢进、糖尿病、神经系统疾病、发热性疾病以及一些遗传综合征等，都可能是诱发因素。功能失调也会导致多汗症，大多与精神因素有关，如精神紧张、情绪激动，为交感神经失调所致。

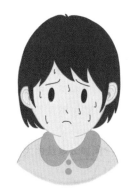

32.一紧张就手足多汗，是怎么回事？

部分局限性多汗与精神因素有关，如精神紧张、情绪激动、愤怒、恐怖和焦虑，属交感神经失调所致。这种情况多发生于儿童或青春期，有遗传倾向，30%～50%的人有家族史，成年后有自然减轻的趋势，容易发生在手掌、足部、腋窝、会阴部。在情绪激动时，出汗会更加明显。针对精神因素引起者，进行精神治疗可减轻多汗。

33.应该如何治疗多汗？

首先，要向患者耐心解释，避免其精神紧张，使其积极治疗原发系疾病。全身治疗可以应用抗乙酰胆碱类、治疗精神病药物和治疗心血管疾病药物，如阿托品、东莨菪碱等。波隆安或氯可乐是一种安全有效的治疗药物。局部治疗应注意个人卫生，勤换内衣，保持清洁干燥，可以外用收敛剂，如10％的甲醛、5％的戊二醛溶液、5％明矾溶液等，20％～25％水合氯化铝溶液效果较好。可选择的手术方式有刮除术、脂肪抽吸术，也可以选择 A 型肉毒素注射和中医疗法。

（陈星宇）

银屑病

牛皮癣

1.什么是银屑病？

银屑病俗称"牛皮癣"，是一种慢性炎症性皮肤病，发病周期长，发病率高，皮肤上有红色丘疹或斑块，上覆有多层银白色鳞屑。银屑病分为寻常型、脓疱型、关节病型及红皮病型，其中寻常型银屑病在临床上最常见。研究显示，约 1/3 的银屑病患者有家族史，有家族史的人群具有一定的易感性。环境因素包括细菌或真菌的感染、精神紧张应激及吸烟酗酒等不良嗜好。免疫因素包括免疫系统功能异常。

2.银屑病会遗传给子女吗？会传染吗？

银屑病有一定遗传因素，但只是相对遗传，并不是绝对遗传，只要能控制好外界诱因，即使后代有易感基因也可能不会发病。银屑病本身不存在病原体，不会传染。因此，生活中接触到银屑病患者，触摸皮损或与其一起生活，皆不会传染。

3.如何护理银屑病患者的皮肤？

皮疹脱屑时,让其自然脱落,切忌用手剥落,更要避免抓破皮肤造成感染;急性期要避免日光中紫外线照射,太阳光强烈时外出打伞遮挡。保持皮肤清洁,可用碱性弱、刺激小的肥皂洗澡,以减少皮肤刺激,同时需要保持皮肤内的水分,可以使用温和的护肤油作为皮肤软化剂。

4.银屑病患者日常生活需要注意什么？

建议平时注意清淡饮食,避免进食辛辣刺激性食物,适当控制高脂肪、高热量食物的摄入,应当保证营养均衡,多吃新鲜蔬菜、水果及优质蛋白,不需要特殊忌口。注意增加饮水,戒烟戒酒。

遵从医嘱坚持治疗和用药;加强皮肤管理,保持皮肤清洁和湿润;适当运动,健康饮食,戒烟酒;学会劳逸结合,焦虑、抑郁时及时寻求帮助。规律生活,保持良好情绪。

5.除了皮肤病变外,银屑病还影响其他器官吗？

银屑病除了是一种皮肤病变外,还会并发多种全身性疾病,包括关节炎、心血管疾病、"三高"(高血压、高血糖、高血脂)、肝肾疾病、肥胖、心理疾病(如抑郁症)等。银屑病不仅影响患者生活质量,还有可能增加治疗费用和治疗难度。

6.银屑病需要尽早治疗吗？

在发现自己有类似银屑病病症时,应该及早诊断,及早治疗。很多银屑病患者都是从点滴型开始,逐渐加重为斑块型的,接受及时的治疗,控制效果会更好,也能很大程度降低复发概率。但要避免自行应用偏方治疗,建议到正规医院接受医生的指导治疗。

7.银屑病都有哪些治疗方法？

(1)外用药物治疗:如维生素 D_3 衍生物、维 A 酸类、外用糖皮质激素软膏等,用于症状轻微时或维持治疗。

(2)内服药物治疗:如维 A 酸类、免疫抑制剂等,可以配合外用药物同时进行治疗。

(3)物理疗法:可应用窄谱中波紫外线(NB-UVB)疗法、光化学疗法

(PUVA)、洗浴疗法等。

（4）生物制剂疗法：特异性高、见效快、疗效好、不良反应少，对中重度患者有较好效果。

8.NB-UVB 照射治疗银屑病多长时间做一次？

开始的时候一般建议每周做 2～3 次，待病情控制后，根据临床皮损改善情况逐渐减少照射次数，维持阶段可每周照射 1 次，或隔周照射 1 次。

9.银屑病可以根治吗？

银屑病与高血压、糖尿病等内科疾病一样，是由多因素参与的复杂性慢性疾病，目前的医疗水平还不能根治。但由于药物的更新，目前临床上很多患者可以实现皮损全清除或基本完全清除，达到临床治愈。

10.银屑病需要终生治疗吗？

银屑病是一种慢性、长期、复发性的炎症性自身免疫性疾病，由于银屑病的炎症作用，病情总是反复发作，无法根治，因此需要终生使用药物治疗。当然，当病情控制到比较理想的状态时可以完全停药。

11.什么是生物制剂？

生物制剂是通过生物工程方法制造的生物大分子，是一种靶向药物，只特异性针对某个细胞因子，对其他组织和细胞的影响很小，其疗效好，可实现皮损全面清除，对肝、肾等毒性小，安全性高。

12.治疗银屑病的生物制剂有哪些不良反应？

最常见的不良反应是上呼吸道感染（鼻咽炎、结膜炎等）和注射部位局部反应（红斑、瘙痒、疼痛和肿胀等），常见的不良反应包括头痛、腹泻、恶心、单纯疱疹、癣菌感染、荨麻疹等。罕见严重不良反应有严重过敏反应。

13.应用生物制剂前需要做什么检查？

常规检查包括：血常规、尿常规、肝肾功能、心电图；排查活动性结核的试验，包括结核菌素纯蛋白衍生物试验（PPD）、干扰素 γ 释放试验、T-SPOT，胸部 X 线或 CT 检查；排查乙肝、丙肝、梅毒、艾滋病、细菌、真菌等感染性疾病；肿瘤筛查;心功能筛查(重度充血性心力衰竭者禁用)。但重点是排查结核及肝炎情况。

14.什么情况下需要应用生物制剂?

生物制剂主要用于中重度、难治以及特殊类型银屑病患者。如中重度斑块状银屑病在传统治疗无效,或疾病对患者生活质量影响较大时,可以考虑生物制剂治疗;关节症状明确的关节病型银屑病,若经抗风湿药物治疗无效,或累及脊柱、骶髂关节,也可积极考虑生物制剂治疗。

15.银屑病用生物制剂治疗,多长时间能停药?

建议治疗达标并保持 6 个月以上后考虑减量维持(减少单次剂量或增加用药间隔)或者停药;对于重症、顽固和发作频繁的病例,特别是伴有关节损害、生活质量受影响严重者,还是建议尽量维持治疗。

16.银屑病皮损反反复复该怎么办?

银屑病是一种会复发的疾病,患者应调整好心态,遵从医嘱,坚持治疗,定期复诊,适量运动,同时也要注意饮食的合理性和营养搭配,多吃新鲜的蔬菜和水果,少吃油腻和辛辣刺激性食物,尽量少喝酒或抽烟。同时,应避免搔抓,以免造成皮损面积增大,造成细菌和真菌感染,影响皮肤康复。

玫瑰糠疹

1.玫瑰糠疹是由什么引起的?

玫瑰糠疹是一种自限性疾病,一般经 1~2 个月可自愈。但是,目前发病原因尚未明确,研究者认为与细菌病毒感染、过敏、代谢障碍等因素有关。现在最新的研究认为,玫瑰糠疹与人疱疹病毒 HHV-7 及 HHV-6 感染相关,同时与患者本人免疫有一定关系。玫瑰糠疹在治愈以后,一般情况下通常不会复发,只有极少数患者存在复发情况,但是不需要过度担心。

2.玫瑰糠疹的临床表现是什么?

玫瑰糠疹的皮疹常发生在躯干及四肢近端,表现为椭圆形或环状玫瑰色淡红斑,边缘上覆圈状游离缘向内的细薄鳞屑,皮疹的长轴多与皮肤纹理平行,可伴有不同程度的瘙痒。部分患者可出现较大皮损,称为"母斑"。由于玫瑰糠疹的临床表现与二期梅毒疹相似,因此,需要结合患者情况排除梅毒可能。

3.玫瑰糠疹该怎么治疗?

玫瑰糠疹具有自限性特点,不需要特殊治疗也会好转,但治疗可以使症状减轻、病程缩短,病程常持续6~8周,一般愈后不复发。通常,对症治疗可以使用外用药物,如炉甘石洗剂或糖皮质激素软膏,以减轻症状,皮肤干燥的患者可以使用润肤剂。发病期间可能会有轻度或中度瘙痒,此时可以服用抗组胺类药物如氯雷他定以减轻瘙痒。一些病情严重或者病程较长的患者,可以酌情口服糖皮质激素进行治疗。对于病情顽固者,还可以进行中波紫外线照射治疗,效果较好。

4.玫瑰糠疹需要忌口吗?

玫瑰糠疹具体的发病原因目前并不是很明确,但在患病期间,机体免疫系统处于应激状态,为了避免疾病加重,禁忌食用辛辣食物、海鲜、酒精等刺激性食物,因为这些食物可能会刺激皮肤,导致过敏反应,使疾病症状加重,病程延长。因此,为了能够更好恢复,需要忌口。

扁平苔藓

1.扁平苔藓是什么病?

扁平苔藓是一种发生于皮肤、毛囊、黏膜和指(趾)甲的常见的病因不明的慢性炎症性疾病,典型皮损通常为紫红色、多角形、瘙痒性扁平丘疹。本病一般在30~60岁发病,老年人和儿童较少见,发病与季节、环境因素有关,12月和1~7月发病率增加。

2.扁平苔藓是由什么引起的?

扁平苔藓病因及发病机制至今尚无定论,但研究者认为其与自身免疫、遗传、感染、精神神经、药物、慢性病灶、代谢、内分泌等因素有关。

3.如何治疗扁平苔藓?

首先,应先消除或减轻患者精神紧张,限制烟酒及刺激性饮食,生活力求规律,避免搔抓和烫洗等刺激。所有病例治疗前都需排除药物性扁平苔藓,需要详细了解发病前的用药情况,应停用可能诱发本病的药物。口腔扁平苔藓患者的牙填充材料等要去除,光线性扁平苔藓应尽量避光或用遮光剂。如果出现瘙痒,可以应用抗组胺剂、止痒剂以及镇静类药物。对于急性泛发者,可给予小剂量激素治疗,病情好转后逐渐减量停药。其他药物还包括维 A 酸类药、免疫抑制剂、免疫调节剂、羟氯喹等。外用药治疗可以用激素软膏、维 A 酸霜或皮损内注射皮质类固醇。对于皮损肥厚者,可以用物理治疗,包括光疗、激光治疗、冷冻治疗等。

4.如何治疗口腔扁平苔藓? 口腔扁平苔藓会癌变吗?

一般,口腔扁平苔藓的自觉症状不严重。

(1)局部治疗:首先,可以使用氯己定漱口液进行缓解,同时可以涂抹他克莫司软膏、曲安奈德乳膏等进行治疗,如果疼痛比较严重,可以通过涂抹利多卡因乳膏或皮损内注射皮质类固醇进行缓解。

(2)全身治疗:如果病情比较严重,还需要口服羟氯喹片、氨苯砜等抗炎药物,必要时服用小剂量激素等药物进行治疗。如果口腔扁平苔藓发展为癌变,则需要进行手术治疗。

口腔扁平苔藓癌变率为 $0\%\sim37\%$,平均值为 4.59%。恶性肿瘤发生率最高的是红斑和糜烂性病变。口腔扁平苔藓是一种癌前病变,需定期监测。

5.外阴扁平苔藓和性病有关系吗?

扁平苔藓是一种常见的病因不明的慢性炎症性疾病,而性病是指主要通过性接触、类似性行为及间接性接触传播的一组疾病,如淋病、梅毒等。外阴扁平苔藓与性病是截然不同的两种疾病。

（张洪英　徐敬星）

天疱疮

1.天疱疮是由什么引起的?

天疱疮是一种多见于中年以上患者的自身免疫性慢性大疱性皮肤病。患者体内存在一种抗表皮细胞的抗体,名为天疱疮抗体。它和表皮棘细胞之间的结构蛋白结合,可以使表皮细胞之间的粘连功能遭到破坏,从而造成表皮棘细胞松解,会在皮肤及黏膜上出现松弛性水疱或大疱。其疱壁容易破裂,出现糜烂面而发生天疱疮。

2.天疱疮传染吗?

天疱疮是自身免疫性疾病,并不是传染性疾病,不会互相传染,接触天疱疮患者不需要过度担心。

3.天疱疮如何确诊?

首先,可以根据其临床表现来辨别,可以观察到患者的正常皮肤或黏膜出现水疱或大疱,疱壁很薄,若以手指轻推水疱,可使水疱变大,为尼氏征阳性。水疱易破溃形成溃疡或痛性糜烂面,可以伴有渗液和结痂,容易感染。明确诊断需要做组织病理检查:①取完整水疱做病理检查,可以观察到表皮细胞棘层松解,表皮内有裂隙或者水疱,疱腔内有棘层松解细胞。②免疫荧光检查,分为两种:第一种是直接免疫荧光检查,取水疱边缘的皮肤检查,可见表皮的棘细胞间有 IgG 及 C3 呈网格状沉积;第二种是间接免疫荧光检查,取患者的血清做检查,可以发现天疱疮抗体阳性。

4.天疱疮首选激素治疗,激素治疗有不良反应吗?

天疱疮的治疗,激素是其首选药物,由于激素用量较大,用药时间较长,在治疗过程中应严密观察其不良反应,定期观察血尿常规。较轻的不良反应有满月脸、向心性肥胖、皮下出血、痤疮及多毛,较重时可诱发或者加重糖尿病、高血压、消化道溃疡或出血、肺部感染、白内障、病原微生物感染、肾上腺皮质功能减退、水电解质紊乱、骨质疏松、精神症状等。天疱疮因表皮存在水疱,容易破裂形成溃疡,暴露糜烂面,极易发生皮肤感染。应在专业医生指导下应用激素进行治疗,以尽量减少激素的不良反应。

5.如何护理天疱疮创面皮肤?

尽量暴露创面,保持干燥,避免受凉,注意房间温度、清洁度,并保持通风、干燥。皮损广泛时,可用油纱覆盖糜烂面,患者若结痂渗液较多,可用 1∶10000 高锰酸钾溶液或中药银花、地榆、秦皮煎液药浴或清洗,可清除痂皮、恶臭,减轻疼痛。应当注意口腔卫生,每 3～4 小时,口腔糜烂者可用 2% 硼酸溶液或 1% 过氧化氢溶液漱口一次,疼痛严重者可在进食前涂苯唑卡因硼酸甘油或用 1% 普鲁卡因含漱。眼、口腔、外生殖器等部位应保持清洁。对于糜烂面有感染的患者,要外用或全身应用敏感抗生素进行抗感染治疗。

6.天疱疮患者如何食补?

天疱疮患者因可能会出现水电解质紊乱等全身状况,容易出现低蛋白血症,因此,应食用富有营养的易消化食物,摄入足量蛋白质,口味尽量清淡,忌辛辣,多食用新鲜瓜果蔬菜,少食用含巯基的食物如洋葱、韭菜等,以免加重病情。

7.天疱疮能根治吗?

天疱疮是不能根治的,此病属于自身免疫疾病,容易复发,但是,经积极治疗的患者可在一定时间后脱离激素,也不会复发,可达到完全缓解。因此,早期积极治疗天疱疮是非常有必要的。

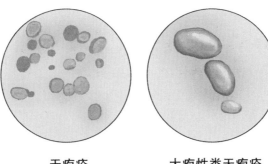

天疱疮
水疱表浅、易破

大疱性类天疱疮
水疱深、不易破

大疱性类天疱疮

1.类天疱疮是由什么引起的?

类天疱疮是多见于老年患者的自身免疫引起的表皮下大疱性皮肤病。大多数患者血清中有自身抗体,当类天疱疮的抗原与抗体结合,会导致基底细胞膜半桥粒和锚丝等断裂及消失,最后形成表皮下水疱。类天疱疮患者的主要特征是全身泛发厚壁、紧张不易破的大疱,瘙痒剧烈。

2.类天疱疮传染吗?

类天疱疮是一种自身免疫性疾病,并不是传染性疾病,不具有传染性。

3.类天疱疮如何确诊?

本病常见于 60 岁以上老年人,起病时常先在躯干四肢出现红斑、丘疹,约数周后多在红斑基底或正常皮肤上出现水疱,水疱疱壁紧张、较厚,可数天不破溃,伴有瘙痒或烧灼感。明确诊断需要做病理检查:一是取完整的水疱做普通组织病理检查,可以见到表皮下水疱,水疱多为单房性,疱腔内有嗜酸性粒细胞浸润;二是取水疱边缘皮肤直接行免疫荧光检查,观察到 IgG 和 C3 在基底膜带呈线状沉积即可确诊。

4.如何护理类天疱疮创面的皮肤?

尽量暴露创面,保持干燥,避免受凉,注意房间温度、清洁度,并保持通风、干燥。如果出现比较大的水疱,可以在疱底部用灭菌刀剪将疱划破或用针管将疱液抽出,保留疱壁。皮损广泛时,可用油纱覆盖糜烂面,患者若结痂渗液较多,可用 1∶10000 高锰酸钾溶液清洗,可清除痂皮、恶臭,减轻疼痛。眼、口腔、外生殖器等部位应保持清洁。对于糜烂面有感染的患者,要外用或者全身应用敏感抗生素进行抗感染治疗。

5.除了激素外,还有什么可以选择的药物?

对于病情较轻、年纪较轻及不宜接受系统激素治疗者,医生可以给予米诺环素、烟酰胺、氨苯砜或柳氮磺胺吡啶片治疗。对于病情较重但一般情况较好的患者,可以加用免疫抑制剂治疗,如环孢素、硫唑嘌呤等,但不推荐单独使用。另外,血浆置换、静脉应用免疫球蛋白也有较好疗效。近年来,应用生物制剂度普利尤单抗治疗类天疱疮,大大减少了激素的用量和不良反应,但价格昂贵。

6.类天疱疮能根治吗?

类天疱疮预后较好,一般经治疗可以缓解,但若药物应用不当,容易复发。老年患者、体质较弱者容易因并发感染而致死亡。

(张洪英)

过敏性紫癜

1.什么是紫癜? 有哪些原因能引起紫癜?

通俗来讲,紫癜是肉眼可以看到的皮肤或黏膜部位的出血的统称,表现为暗红色、紫红色、棕黄色的出血点、出血斑,用手压迫患处,颜色不能消退,大多数过敏性紫癜无明显的瘙痒和疼痛感觉。

引起紫癜的病因比较复杂,负责止血功能的血小板、凝血因子数量减少或者功能异常,各种血管炎症、血管堵塞、外伤、药物,各种炎症、营养缺乏、系统性疾病等都可能导致血管壁损伤,导致血管通透性增加,使血液中的红细胞等渗出到皮肤、黏膜部位而形成紫癜。

2.长了紫癜该怎么办?

大多数紫癜能被较早发现,特别是比较大的皮损。紫癜形成的原因比较复杂,病情严重程度千差万别,因此,一旦发现自己皮肤上出现这样的损害,一定要及时就医,建议到皮肤科或者血液科就诊,由专科医生进行大体判断。

3.过敏性紫癜属于过敏吗?

从本质上来说,过敏性紫癜是一种血管炎,现在研究者倾向于将其称为变应性紫癜。多种因素可以导致过敏性紫癜,如细菌、病毒、

过敏性紫癜

寄生虫感染,某些食物、药物、外伤、昆虫叮咬、疫苗接种等。传统免疫学把变态反应分为四类,其中第Ⅰ、第Ⅳ型变态反应与过敏有关系,可以称为过敏反应,而过敏性紫癜属于Ⅲ型变态反应,不是真正意义上的过敏反应,而是一种血管炎。

4.过敏性紫癜需要忌口吗?

过敏性紫癜病因非常复杂,由食物导致的过敏性紫癜比较少,因此一旦诊断为过敏性紫癜,自己在日常生活中要观察这种紫癜是否与饮食有关系,如果每次进食某种食物都诱发紫癜发生,避免进食后不出现紫癜,那么这种食物就可能与紫癜有关系,这种情况下需要忌口。否则,不应盲目忌口,特别是儿童和老年人,盲目忌口不仅对疾病预防没有帮助,长期忌口还会导致营养不良,对身体造成其他不良影响。饮食上建议摄入高热量、高维生素、易消化的少渣饮食,最好不吃异种蛋白。

5.过敏性紫癜是一种严重皮肤病吗?

过敏性紫癜的严重程度相差比较大,在诊断这种疾病的同时,也大体能判断出这种疾病的严重程度。研究者一般把过敏性紫癜分为五种类型:单纯皮肤受到损害的,称为单纯型,这是严重程度最轻的一种类型,不会对身体造成明显的损害;同时出现胃肠道不适的,如腹痛、腹泻,称为胃肠型;出现四肢关节疼痛的,特别是出现下肢关节肿痛的,称为关节型;出现肾脏损害的,如尿里出现红细胞、蛋白等,称为肾型,这种类型可能会造成严重的肾脏损害;胃肠型、关节型、肾型同时出现两种或两种以上的,称为混合型。因此,过敏性紫癜有可能是一种严重疾病,特别是出现肾脏损害时,一定要高度重视,避免病情进一步加重,造成肾功能严重损害。

6.患有过敏性紫癜者,日常生活中需要注意什么?

(1)注意观察病情变化:如果不能避免诱发因素,过敏性紫癜可能会复发,如果再次出现皮疹、关节肿痛、腹痛、腹胀等症状,提示可能复发或加重,应及时就医。

(2)要定期复查,特别要定期复查血常规、尿常规及肾功能的情况。即使皮肤上皮疹消退,也建议定期复查,关注是否存在肾脏受损情况,因为部分患者的肾脏受损在皮疹消退一段时间后才表现出来。

（3）饮食上虽然不需要过度忌口，但是建议忌食辛辣食物，减少糖类、高油、高盐类食物的摄入，避免加重胃肠道、肾脏负担，从而进一步加重病情。

（4）在疾病急性期及恢复初期，建议合理休息，如果病情较重，建议卧床休息，避免剧烈运动，避免过度劳累；疾病缓解后逐渐恢复正常生活和运动。

7.怎样才能预防过敏性紫癜反复发作？

过敏性紫癜是由多种因素诱发的，如果能明确发病原因并针对诱发因素改变生活方式和行为，是最有效的预防方法。但是，大多数病因不一定能完全明确，则需要在日常生活中注意比较普遍的诱发因素，以减少疾病反复发作的可能性。

（1）尽可能预防、避免感冒与各种皮肤细菌、病毒感染。

（2）避免不规范用药，不盲目吃各种保健品，不迷信各种偏方、秘方，不必要的疫苗应暂缓接种。

（3）若过敏性紫癜由食物诱发，要尽可能避免相关饮食。

（4）若过敏性紫癜与寒冷有关，要注意保暖。

（5）外出尽可能戴口罩，避免接触花粉、油漆、粉尘等容易导致过敏的东西，避免蚊虫叮咬。

（6）病情没有痊愈之前应避免剧烈运动。

色素性紫癜性皮肤病

1.什么是色素性紫癜性皮肤病？

色素性紫癜性皮肤病是一组由多种因素引起的慢性皮肤出血性皮肤病，这些因素会导致皮肤毛细血管的轻微炎症，使毛细血管通透性增加，血液里的红细胞渗出到真皮。色素性紫癜性皮肤病多发生在双下肢，特别是双小腿、足背处，表现为红色、暗红色瘀点，像辣椒粉一样，慢慢可以融合成片，随着时间发展，颜色会慢慢由红色、暗红色变为紫红色、铁锈色、棕黄色、棕褐色，再慢慢消退。根据不同的类型，可以表现为点状、片状及环状排列的皮疹，用手压迫皮疹，皮疹颜色不会消退。除部分类型可以有明显瘙痒外，大多数症状很轻或没有明显不适感。根据皮疹的特点不同，色素性紫癜性皮肤病在临床上分为进行性色素性紫癜性皮肤病、色素性紫癜性苔藓样皮炎、毛细血管扩张性环状紫癜、金黄色苔藓、紫癜样湿疹等，大多数症状不明显，少数患者可有不同程度瘙痒。

2.什么原因可以导致色素性紫癜性皮肤病?

这种皮肤病的确切病因不明确,但基本与血管壁病变有关,常见于长期站立工作的人员、双小腿有静脉曲张的人,由于长期站立及静脉血管扩张,可导致下肢静脉回流障碍,使静脉压升高、血管通透性增加,从而引起皮肤病变。某些药物如阿司匹林、硝苯地平等,食物添加剂、剧烈运动、接触化工染料、衣物过敏、饮酒也可能会成为发病的诱因。此外,该类疾病也可能是类风湿疾病、皮肤淋巴瘤的一种表现。

3.色素性紫癜性皮肤病对身体影响大吗?

不管是哪一种类型,色素性紫癜性皮肤病都是一种症状比较轻的毛细血管的炎症,慢性病程,主要累及皮肤,不会发生内脏损伤。因此,不管皮疹多少、累及范围多大,对身体影响都不大,不需要过度担心。

4.色素性紫癜性皮肤病与过敏性紫癜有什么区别?

色素性紫癜性皮肤病与过敏性紫癜虽然都表现为皮肤出血,但是在发病机制、诱发因素及严重程度等方面还是有很大区别的。色素性紫癜性皮肤病虽然也表现为瘀点、瘀斑,但皮疹多不高于皮肤表面,单纯用手触摸感受不到病变皮肤与正常皮肤的区别;而过敏性紫癜皮疹病变的部位通过触摸可以感受到,称为可触及的紫癜。从发病机制上讲,过敏性紫癜是一种Ⅲ型变态反应,累及毛细血管和小血管,其中包括内脏血管;而色素性紫癜性皮肤病确切的发病机制不明,累及皮肤毛细血管,不累及内脏血管。从严重程度上讲,根据过敏性紫癜不同的类型,可以引起不同器官的损害,对有些器官如肾脏,可能会造成严重损害,因此需要高度重视;色素性紫癜性皮肤病单纯累及皮肤,导致皮肤毛细血管轻微炎症反应,不会对内脏器官造成损伤,因此不需要过度担心。

5.日常生活中如何预防色素性紫癜性皮肤病?

根据色素性紫癜性皮肤病的发病诱因,日常生活中注意以下因素可能会明显减少这种皮肤病的发病机会:

(1)避免长时间站立、负重,有静脉曲张者在日常生活中可以穿合适的弹力袜或弹力绷带。

(2)休息时适当抬高下肢,以促进血液回流。

(3)局部使用皮肤保湿剂,避免过度烫洗和搔抓。

(4)多吃富含维生素 C 的蔬菜和水果,以增加血管的弹性和致密度。

白塞病

1.白塞病是一种什么性质的疾病?

白塞病又称"白塞综合征",是一种原因不明的慢性、全身性、血管炎性疾病,可以累及全身各处血管,造成皮肤黏膜、心脏、肺、肾、眼、神经系统、消化系统等多器官和系统损害,主要表现为复发性口腔溃疡、生殖器部位溃疡,以及眼部损害的免疫相关性疾病。

白塞病主要表现

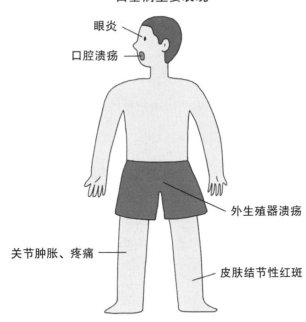

眼炎

口腔溃疡

外生殖器溃疡

关节肿胀、疼痛

皮肤结节性红斑

2.什么原因可以导致白塞病?

本病病因不明,可能与以下因素有关:

(1)遗传因素:已经发现多个基因控制白塞病的遗传易感性,也可能影响疾病的严重程度。

(2)感染因素:细菌、病毒及结核等感染可能会触发机体的免疫系统,导致机体免疫反应过度,从而造成机体损伤。

3.白塞病主要有什么表现?

(1)最典型的表现是口腔溃疡、生殖器溃疡及眼炎。口腔溃疡一般是最先出现的症状,而且容易反复发作,每次可以出现1个到数个口腔溃疡,多伴有疼痛,1～2周溃疡愈合,一般不留疤痕。生殖器溃疡一般比口腔溃疡大,疼痛较剧烈,愈合相对较慢,多发生在男性阴囊和女性外阴。眼炎主要表现为眼部疼痛、怕光、流泪、视物不清等。

(2)还会出现关节肿胀、疼痛,一般发生在大关节,如膝关节、踝关节及腕关节,症状消退后一般不会引起关节变形。

(3)可能有皮肤损害,皮肤上会出现毛囊炎、皮下结节、皮肤红斑等多种表现,皮肤受到针刺、外伤后会出现毛囊炎等皮损,并且愈合缓慢。

(4)还会出现头晕、头疼、肢体麻木、心慌、胸闷、乏力、胸痛、气短、呼吸困难、血尿等不同表现,是由于疾病损害到全身不同器官而出现的相应症状。

4.怀疑自己得了白塞病,该到哪个科室就诊?

如果怀疑自己得了这种疾病,可以去免疫风湿科、皮肤科就诊。

5.我经常有口腔溃疡,有没有可能是白塞病?

白塞病的重要表现是眼-口-生殖器溃疡及皮肤损害,白塞病有国际诊断标准,其中眼部损害、口腔溃疡及生殖器溃疡是主要的标准,各2分,其他相关器官的损害各1分,总分10分,至少4分才能诊断为白塞病。如果单纯反复发生口腔溃疡而没有其他明显症状,则达不到诊断的标准,不能确诊。但是需要观察有没有其他症状。

6.白塞病严重吗?

白塞病是一种全身性疾病,多个器官可以被破坏,单纯的口腔溃疡、生殖器溃疡及皮肤损害经治疗后大多会愈合,一般不会造成严重损害;如果眼部、神经系统、肾脏、心血管系统及胃肠道出现相应症状,会造成机体不同程度的损伤,严重程度需要综合判断。大多数患者经治疗后病情可能得到有效控制,如果没有重要器官损害,对患者生活质量及寿命影响较小,部分患者病情反复或进行性加重,会影响生活质量和寿命。

7.白塞病能完全治愈吗?

白塞病尚没有治愈方法,目前的治疗目的在于控制现有症状,保护重要器官,减缓疾病进展。

8.白塞病有没有传染性和遗传性?

本病没有传染性,但有遗传倾向。

9.白塞病患者日常生活中需要注意什么?

一旦诊断为白塞病,需要注意观察相应的症状,一旦症状再次出现或者加重,需要及时就诊;还需要定期复查,掌握疾病的进展情况。

饮食上应尽量避免辛辣刺激性食物及烟酒刺激,多吃新鲜的蔬菜及水果,适当进食蛋、奶、肉等,以保持营养均衡。

保持情绪稳定和良好心态。在疾病没有稳定,特别是关节肿痛时,应避免剧烈运动。按照医嘱用药,不要自行减量和停药。

结节性红斑

1.结节性红斑是什么病?

结节性红斑是一种由多种原因引起的皮下脂肪炎症,多发生在双下肢,特别是双小腿伸侧有红色或者紫红色的皮下结节,伴有不同程度的疼痛,是根据典型的临床表现命名的一种皮下脂肪炎症性疾病。

结节性红斑

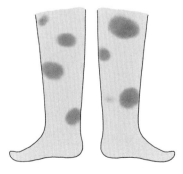

2.结节性红斑发病前有什么诱因吗?

本病病因复杂,大约有一半患者病因不明,有一些危险因素可能与本病的发病有关:

(1)感染:是本病最主要的病因,包括溶血性链球菌、结核杆菌、各种病毒感染、支原体、真菌感染等。

(2)药物:溴剂、碘剂、磺胺类抗生素、避孕药等。

(3)炎症性疾病:白塞病、溃疡性结肠炎、克罗恩病、结节病等。

(4)肿瘤性疾病:淋巴瘤、白血病等。

(5)妊娠:4%～6%的孕妇会发生结节性红斑,可能与孕妇体内激素变化有关。

3.结节性红斑有什么表现?

发病前及发病期间可能有低热、关节肌肉疼痛、乏力等不适。

典型的皮肤表现:成批出现红色、紫红色结节,伴有疼痛感,皮疹的数量从数个到十余个不等,多对称分布于双小腿的伸侧,严重时双下肢、双前臂都可发生。少数可以发生在面颈部及躯干部。在疾病的初期,结节表面平滑而有光泽,略微高出皮肤表面,有压痛,几天后病变部位变平,留下青紫色斑块,经过3～6周,皮疹可自行消退。在整个发病过程中,皮疹一般不发生破溃,皮疹消退后不留下疤痕。

4.结节性红斑是单纯的皮肤病吗?

结节性红斑不是单纯的皮肤病,可以累及皮肤、关节及内脏器官,可能会合并肿瘤、炎症性肠病、结节病、白塞病及某些感染(细菌、真菌、结核感染等)。

5.为什么医生诊断结节性红斑要给我做很多化验检查?

医生诊断结节性红斑主要依靠临床表现,这是一种症状诊断,没有对可能的发病因素进行排查。同时,结节性红斑一般不是单纯的皮肤病。因此,需要根据可能的发病原因进行相关检查,以尽可能找到发病的原因及可能合并的系统性疾病、特殊感染,特别需要排除合并的肿瘤及结核感染。一般首先完成病理活检,根据病理变化明确对该种疾病的诊断,同时可以排除临床上与结节性红斑表现类似的疾病,如硬红斑、结节性脂膜炎、结节性多动脉炎、结节病等,进行相关的血液检查、胃肠镜、胸部 CT，甚至骨髓穿刺检查，排除血液方面肿瘤、炎症性肠病、结核感染病灶等。因此，完善相关的化验检查是非常有必要的。

6.得了结节性红斑，日常生活中需要注意什么？

（1）注意观察病情的变化情况，是否有皮疹复发、治疗是否有效、是否有药物不良反应，定期复诊，根据病情变化情况调整治疗方案。

（2）饮食上应尽量忌食辛辣刺激性食物，多进食新鲜蔬菜、水果，饮食应清淡，戒烟戒酒。

（3）疾病活动期尽量减少运动，特别是剧烈运动，病情严重时尽量卧床休息。

（4）抬高患肢可以缓解疼痛症状。

（5）注意生活环境及饮食卫生，避免各种感染的可能性。

（6）积极治疗各种系统性疾病。

血管炎

1.什么是血管炎？

血管炎是一组由多种因素导致的人体大小不等的动脉、静脉、微血管受到损伤的疾病，血管的病变表现为血管管腔狭窄，管壁增厚、破坏，血液循环受阻，相应器官功能障碍，从而引起一系列症状。

2.血管炎是细菌感染引起的血管发炎吗？

血管炎的病因复杂，可能与遗传因素、感染因素等有关。在感染因素中，病毒感染如乙肝病毒、免疫缺陷病毒、丙肝病毒、巨细胞病毒等都有可能诱发血管炎的发生；细菌感染如金黄色葡萄球菌、链球菌感染可能会诱发血管炎。血管炎的发病原因还包括药物、疫苗接种、其他系统性疾病如血液肿瘤等，以及长期接触化工产品、长期吸烟，都有可能是血管炎的发病因素。

3.血管炎与脉管炎有什么区别吗？

血管炎与脉管炎都属于血管病变，但两者在发病原因、临床表现及治疗等方面存在不同。

（1）发病原因：血管炎主要为免疫炎症导致，而脉管炎多特指血管内血栓形成导致的血栓闭塞性脉管炎。

（2）临床表现：血管炎可以累及全身各个系统，属于全身性炎症表现，而脉管炎多指发生在双下肢的血栓性血管炎，由于血管堵塞引起局部缺血症状。

（3）治疗上：血管炎的治疗以激素和免疫抑制剂为主，而脉管炎治疗主要以抗凝、溶栓、疏通堵塞的血管为主。

（4）血管炎多由免疫相关性疾病所致，患者多在皮肤科、免疫风湿科就诊，而脉管炎患者主要在血管外科就诊。

4.有什么表现提示血管炎可能？

血管炎的表现特别复杂，根据受累血管的大小、不同的受累器官、不同的诱因，可能会出现不同的症状。血管炎患者可能会出现不同程度的发热、疲倦、体重减轻、关节肌肉疼痛、头痛、多种类型的皮疹、胸闷、憋气，会出现咯血、尿血表现。皮肤上出现的不同表现的皮疹对我们有比较直接的提示作用，如皮肤上可以出现大小不等的红斑、丘疹、结节、瘀点、瘀斑、溃疡、坏死、结痂等损害，提示可能是某种皮肤血管炎或系统性血管炎。

5.血管炎对身体影响大吗？

血管遍布全身各处，可以累及全身所有器官；有些血管炎是单发疾病，如某些血管炎仅及皮肤，可能对健康造成的影响比较小；大多数血管炎可以造成全身影响，严重程度根据血管的大小、累及的器官不同而不同。若血管炎累及肺脏，可以出现弥漫性、间质性或结节性病变，可出现咳嗽、气急、呼吸困难等表现；若累及肾脏，可出现血尿、蛋白尿、肾功能损害；若累及心血管，可以出现无脉、双侧肢体血压差异增大；若累及神经系统，可以出现脑缺血、脑出血的表现，以及神经感觉、运动障碍；若累及鼻咽部，可出现鼻塞、鼻出血等症状；若累及皮肤，根据不同的血管炎类型，可以出现皮肤出血点、出血斑、皮下结节、皮肤坏死、溃疡等多种表现。不同类型的血管炎还可以引起关节、肌肉疼痛以及消化道症状等。

6.血管炎有那么多种,怎样才能确诊是哪一种？

发生在皮肤上的血管炎，医生可以通过典型的临床表现大体判断是否是皮肤血管炎。医生可以通过皮肤病理，包括免疫荧光病理、免疫学指标、血管炎抗体谱等进行诊断；如果是系统性血管炎，除了部分同时合并皮肤血管炎的表现外，还可以根据患者的临床症状，大体判断是哪一个或者哪几个器官受到损害，也可以通过血尿常规、肝肾功、免疫学指标、血管炎抗体谱、影像学检查及组织病理等进行明确诊断。当然，由于系统性血管炎临床表现复杂，需要仔细查体，完善相关检查，多学科会诊等，才有可能做出正确诊断。

7.各种不同的血管炎有没有共同的治疗药物？

由于血管炎大多数与免疫有关，因此，明确诊断后，对于皮损严重及系统性血管炎患者，共同的治疗药物一般包括糖皮质激素如泼尼松、甲泼尼松龙，免疫抑制剂如环磷酰胺、硫唑嘌呤、环孢素、甲氨蝶呤等；对于常规治疗无效或效果不好者，可以使用肿瘤坏死因子-α 拮抗剂、白介素-6 受体拮抗剂、抗 CD20 单克隆抗体等；还可以根据病情，选择血管扩张剂、抗血小板聚集药物、抗凝剂等。

8.血管炎有没有预防措施？

（1）日常做好防护，尽可能避免细菌及病毒感染。

（2）避免药物、疫苗接种的不良反应，出现不良反应及时就医，避免病情加重。

（3）避免化学损伤：避免直接接触杀虫剂和石油制剂等。

（4）改善生活方式，尽可能戒烟。

（李永喜）

痤疮

青春痘（痤疮）

1.什么是青春痘？

青春痘也叫"痤疮"，好发于青少年，与体内激素水平和油脂分泌过多有密切关系。人进入青春期以后，体内的雄激素水平升高，导致皮脂腺产生大量油脂，给痤疮丙酸杆菌的繁殖提供了良好的环境。痤疮丙酸杆菌过度繁殖会导致毛囊产生炎症。青春痘轻重程度差

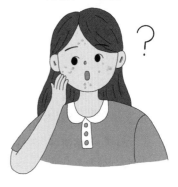

别很大，轻者可能只是粉刺，无明显不适感，可表现为黑头粉刺或白头粉刺。严重者会出现红丘疹，有些表面有脓头，有疼痛感，再严重会出现结节，甚至出现囊肿。

2.为什么会长青春痘？

青春痘发生的最直接原因是痤疮丙酸杆菌繁殖、感染。首先，长青春痘与个人体质有很大关系，一般是雄激素水平高、爱出油的人容易长青春痘。另外，长青春痘也受后天因素的影响，如情绪波动、熬夜、喝水少、烦躁、焦虑者容易长青春痘，而且炎症会比较重，如果进食较多油腻、甜辣食物，也会导致青春痘发生。总之，痘痘从粉刺、炎症性的丘疹到结节囊肿，轻重差别很大。

3.为什么部分女性月经期前青春痘会加重？

女性月经期前青春痘加重的原因主要有以下两方面：

（1）激素水平：月经前的一段时间内，雄激素的含量或雄激素与雌激素的比例相对较高，会使皮脂腺活性增强，从而导致青春痘加重。

（2）情绪焦虑：有些患者有经前紧张、烦躁失眠等表现，可能也是加重青春痘的原因之一。

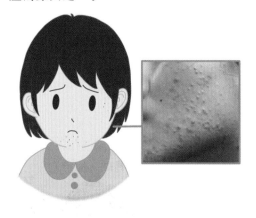

4.青春痘都有哪些表现？

青春痘最基本的表现是粉刺，包括黑头粉刺和白头粉刺，可继续发展为炎性红丘疹、脓疱、囊肿或结节，有疼痛感。青春痘消退后可留下红色痘印，部分患者可遗留淡褐色痘印，甚至可出现疤痕，大多是凹陷性疤痕，也可有增生性疤痕。

5.为什么青春期过了还长青春痘？

青春期时，脸上长痘是与青春期的雄激素水平高有关，但激素水平不是导致痤疮发生的唯一因素，过了青春期脸上还长青春痘通常有以下原因：

（1）熬夜、情绪急躁或过多食用辛辣刺激性食物，导致内分泌失调。

（2）面部清洁不当，导致脸上油脂分泌过多，继发痤疮丙酸杆菌感染。

（3）对于部分年龄较大的女性，如果仍长痘痘，需要排除多囊卵巢的可能。

6.如何处理青春痘？

去除青春痘是一项"面子工程"。首先需要在生活中引起注意，如选择作用温和的洗面奶，避免刺激皮肤，少吃辛辣食物，避免饮酒、熬夜等。对于较轻的粉刺，可以用粉刺针清理，外用阿达帕林等维甲酸类药物，也可以用果酸或水杨酸治疗，但此类药物有刺激性，应尽量在专业医生指导下使用，避免由此导致的不良反应。对于炎性皮损，应口服消炎药物，如米诺环素、多西环素等，也可以配合红蓝光等物理治疗。对于炎症较重的结节或囊肿性皮损，可口服维甲酸类药物，如异维 A 酸治疗。对于月经前或月经期加重的痤疮，还可以口服达英-35。

7.长了青春痘需要注意什么？需要忌口吗？

长青春痘以后，需要忌口，调整睡眠及情绪，还要学会护肤。首先是忌口，高糖、高脂肪、辛辣的食物会导致痤疮加重，因此甜食、碳酸饮料、辛辣以及油腻食物都要尽量少吃。其次是调整睡眠及情绪，熬夜或情绪焦虑、烦躁会导致痤疮加重，因此要养成良好的作息规律，避免熬夜，保持情绪舒畅，避免焦虑、烦躁。最后是护肤，长青春痘的皮肤一般比较油，但如果过度去油，会导致皮肤干燥，进而导致皮肤出油增加，因此要做好保湿工作，出油才能有效减少，去油才更加有效。

8.面部长痘痘很多年了，有些痘痘留疤了，应该怎么治疗？

痤疮炎症比较重或病程较长者可遗留疤痕，可表现为凹陷性疤痕及增生性疤痕。凹陷性疤痕多见于双颊部、颞部等部位，可通过微针、点阵激光等方法治疗。增生性疤痕多见于下颌部位，可通过局部注射激素封闭或点阵激光等治疗，也可手术切除。

玫瑰痤疮和敏感皮肤

1.玫瑰痤疮与痤疮有区别吗？

玫瑰痤疮主要发生于面中部，临床可表现为红斑、毛细血管扩张、丘疹或脓疱等,与普通痤疮不同,常见于中年女性。诱发因素较多,包括局部血管舒缩功能异常,毛囊虫感染,食用辛辣食物及饮酒,冷热刺激,精神紧张,情绪激动等;还有一部分原因是长期外用含有糖皮质激素类软膏或护肤品。玫瑰痤疮的主要表现有皮肤烧灼感、瘙痒及疼痛等不适。因其诱发原因较多,易反复发作,不易去根。炎症明显时,可口服多西环素等药物控制炎症。以红斑、毛细血管扩张为主时,可通过强脉冲光或脉冲染料激光治疗。

2.酒渣鼻就是玫瑰痤疮吗?

酒渣鼻在临床上又称"玫瑰痤疮",主要累及鼻周及鼻翼两侧,部分可累及脸颊和下颌。临床一般按照皮疹分为三期,即红斑期、丘疹脓疱期、鼻赘期。酒渣鼻诱发原因较多,与遗传背景、皮肤屏障功能受损、神经调节异常、毛囊虫感染以及皮肤天然免疫等多种因素相关。喝酒、辛辣刺激性食物的摄入可诱发或加重酒渣鼻。部分患者有毛囊虫感染,但螨虫一般不会导致酒渣鼻。

3.玫瑰痤疮患者日常生活中需要注意什么?

(1)饮食:饮食要清淡,不吃辛辣食品,少吃甜食,尽量减少摄入巧克力或咖啡等刺激性食物。

(2)睡眠:生活要规律,避免熬夜,保证睡眠质量。

(3)情绪:要注意保持轻松愉快的精神状态,避免紧张、焦虑。

(4)护肤:尽量使用医用护肤品,避免过度清洁及化妆,避免使用含有激素的外用产品。

4.什么是敏感性皮肤?

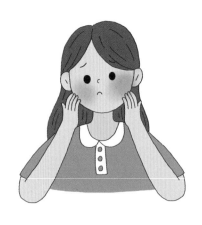

敏感性皮肤对各种刺激不耐受,易受到各种因素的刺激而产生刺痛、烧灼、瘙痒等症状,好发于女性。皮肤外观可正常,仅在受热时出现潮红,也可有红斑和脱屑。敏感性皮肤出现的原因尚不清楚,一般认为是多因素共同作用的结果。敏感性皮肤与遗传、内分泌因素、化学物质刺激、环境因素、生活方式、心理因素等相关。日常生活中,敏感性皮肤者应尽可能保持情绪舒畅,养成良好的生活习惯,避免熬夜,避免食用辛辣刺激性食物,护肤时使用成分简单、温和无刺激的洗护用品。

5.什么是激素依赖性皮炎?

激素依赖性皮炎指由于长期外用含有糖皮质激素的药膏或护肤品,导致皮肤屏障功能受损,引起敏感性皮肤或原有皮肤病复发或加重。使用糖皮质激素外用制剂后原发病迅速改善,但不能根治,停药后皮肤会出现红斑、丘疹、脓疱、脱屑、疼痛、瘙痒、灼热、紧绷感,重新外用激素后,上述症状逐渐缓解,如再停用,又会发生上述症状。如果长时间外用激素,甚至可出现毛细血管扩张、毛发增多或色素沉着等并发症。

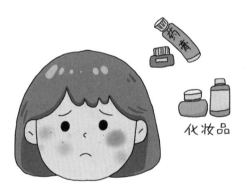

6.得了激素依赖性皮炎该怎么办?

(1)要停用含有激素的药物或护肤品,如果停用后皮疹反复较严重,可采取递减的方法停用激素,即逐渐减少激素用量或延长应用激素的间隔期,直至完全停用。

(2)用医用护肤品保湿,修复受损的皮肤屏障。

(3)清淡饮食,避免辛辣、刺激性食物的摄入。

(4)外用他克莫司、吡美莫司等药物修复皮肤屏障功能,也可以外用其他非激素类抗炎药物缓解症状,炎症明显时可口服米诺环素等药物。毛细血管扩张或毛发增多可通过强脉冲光或脉冲染料激光改善,色素沉着可外用氢醌霜、壬二酸或果酸等治疗。

脂溢性皮炎

1.头皮屑多,但头皮不红、不痒是怎么回事?

头皮屑多,但头皮不红、不痒,与皮脂腺分泌旺盛有关。如果食用辛辣或油腻性食物较多,这些食物会导致皮脂腺分泌旺盛,头皮屑会相应增多。大量饮酒也会刺激皮脂腺分泌,进而导致头皮屑增多。另外,洗头水温过高也会刺激皮脂腺分泌增加及头皮屑增多。

2.头皮发红,头皮屑特别多,是怎么回事?

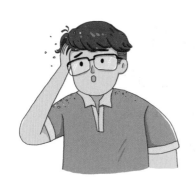

头皮发红、头皮屑多,一般见于以下几种疾病:

(1)脂溢性皮炎:这在临床上最常见,除了头皮红斑、脱屑,还可表现为丘疹、脓疱、结痂、瘙痒,进食辛辣刺激性食物会加重症状。

(2)银屑病:临床也较常见,银屑病患者头皮脱屑非常多,头发呈束状发,部分患者可合并皮肤上的鳞屑性斑块。

(3)头癣:由真菌感染所致,临床非常少见。皮疹往往较局限,可出现断发,真菌镜检为阳性。

3.鼻子两侧发红,有时候掉皮,这是怎么回事?

脂溢性皮炎如果累及鼻部,可出现鼻子两侧发红、脱屑。主要原因是局部皮脂腺分泌旺盛及马拉色菌定植。皮肤出油多,马拉色菌就会在局部繁殖,进而导致皮肤出现炎症反应。另外,精神紧张、熬夜、食用较多辛辣刺激性食物、B族维生素缺乏、饮酒等均有可能诱发或加重病情。

雄激素性脱发

1.为什么我每天都掉头发?

人体的毛发有一个生长周期,分为生长期、退行期和休止期,分别约为 3 年、3 周和 3 个月。各个部位的毛发不是同时生长或脱落的,约 80% 的毛发处于生长期,正常人每天可脱落 70～100 根头发,同时也有等量的头发再生。因此,人每天都会掉头发。

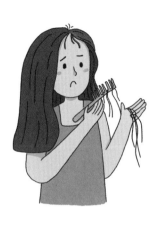

2.引起脱发的原因有哪些?

引起脱发的原因有很多,如遗传、精神因素、健康状况、激素水平、药物、内分泌疾病、缺铁性贫血等。

3.什么是雄激素性脱发?

雄激素性脱发是一种非瘢痕性脱发,发生于青春期和青春期后,主要表现为毛囊微小化和毛发进行性减少。

4.为什么会得雄激素性脱发?

雄激素性脱发有遗传性,与雄激素有关。脱发区头皮毛囊 II 型 5α-还原酶活性增强,雄激素水平升高,使得毛囊微小化,生长期毛发逐渐变细,毛发生长周期缩短,粗黑的毛发逐渐变成浅色毳毛。最终,由于毛囊萎缩消失,毳毛脱落,从而形成雄激素性脱发。

5.雄激素性脱发都有哪些表现?

雄激素性脱发多见于男性,常在青春期发病,表现为头部毛发进行性减少、变细,脱发或头发稀疏。男性雄激素性脱发早期表现为前额和双鬓角发际线后移,两侧头发开始变纤细而稀疏,逐渐向头顶延伸,额部发际线向后退缩,头顶头发也开始逐渐脱落;随着病情进展,前额变高形成"高额",呈"V"字形秃发,进而与顶部秃发融合成片,仅枕及两颞保留剩余头发,形成特征性"马蹄形"图案。脱发处皮肤光滑,可见纤细毳毛。女性症状较轻,多为头顶部毛发变稀疏,但前额发际线并不后移。患者多无自觉症状。

6.有哪些治疗雄激素性脱发的方法？

雄激素性脱发是一个进行性加重过程,建议早期治疗,有多种治疗措施:

(1)男性可以口服非那雄胺,连续服药 6～12 个月或以上,如需维持疗效,需服药较长时间。女性患者可以口服环丙孕酮。

(2)外用药物米诺地尔。

(3)毛发移植。

(4)可用发片、假发等进行遮盖。

7.米诺地尔效果如何？

米诺地尔有两种规格。一般,推荐男性使用 5% 浓度,女性使用 2% 浓度。将药液直接喷在干燥的头皮上,每晚喷一次,每天不能超过 2 毫升。米诺地尔是有效的外用促毛发生长的药物,常见不良反应为头皮出现红斑、水疱和多毛。

8.毛发移植效果如何？

毛发移植是将先天性雄激素不敏感部位(一般为枕部)的毛囊分离出来,然后移植到秃发部位。毛发移植技术是改善雄激素性脱发的常用方法之一。但毛发移植也不是一劳永逸的,仍需要继续应用药物来维持移植的效果。

9.脱落的毛发还能长出来吗？雄激素性脱发会不会遗传？

只有脱发区头皮毛囊还存在,才有可能通过药物治疗使微型化的毛囊向正常毛囊的方向逆转,才能长出新的毛发。所以,要由专业人员判断头皮毛囊是否存在,判断雄激素性脱发的毛发是否能长出来。雄激素性脱发有遗传倾向。

10.雄激素性脱发需要治疗多长时间？

雄激素性脱发有遗传倾向,青春期后脱发逐渐加重,临床上治疗困难,需要长期维持治疗。

11.雄激素性脱发者在生活中应注意什么？

(1)调整好自己的心理状态,保持平和心态,规律作息,不要熬夜。

(2)饮食要均衡、营养,少进食糖类食物及高脂肪类食物,辛辣食品也要少吃。洗发不宜过勤,避免使用碱性过强的洗发用品,以免损伤发质。

(3)接受正规治疗。

斑秃

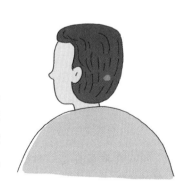

1.什么是"鬼剃头"？

"鬼剃头"就是斑秃，是一种精神因素主导、自身免疫相关的非瘢痕性毛发脱失性疾病，可发生于身体任何部位。斑秃的病因目前尚不完全清楚，研究者认为可能与遗传、精神与情绪应激、内分泌失调、免疫炎症等多种因素有关。

2.斑秃都有哪些临床表现？

头皮突然出现圆形或椭圆形的脱发区，脱发区光滑，无炎症。患者往往无自觉症状，无意间或经别人提醒才发现。

3.斑秃需要做哪些检查？

可以对脱发区边缘头发做轻拉试验，如果很容易拔出，即轻拉试验阳性，说明脱发仍在进展。也可以进行皮肤镜检测，明确诊断。必要时还要系统查体，以排除内分泌、自身免疫等方面的问题。

4.怎么预防和治疗斑秃？

祛除可能的诱发因素，注意劳逸结合。绝大多数斑秃可在 6～12 个月内自然痊愈。对于脱发范围广泛或全秃、普秃患者，可以佩戴假发，以减轻心理负担。

斑秃者可用局部外用药物和口服药物。外用药物包括 2％ 或 5％ 米诺地尔溶液、10％ 辣椒酊，局部外用或注射糖皮质激素。口服药物包括糖皮质激素、复方甘草酸苷、白芍总苷、养血生发胶囊、薄芝片、何首乌等。胱氨酸、泛酸钙、B 族维生素也有助于生发。

5.治疗斑秃用激素，有没有不良反应？

长期局部外用或注射糖皮质激素可能会导致皮肤萎缩、毛细血管扩张等，对于严重斑秃，可系统性使用糖皮质激素，一般使用小剂量，不良反应不明显，长期大剂量使用糖皮质激素可能会导致血压升高、血糖升高、骨质疏松、胃溃疡、血栓、满月脸等。

6.斑秃部位还能长出头发吗?

绝大多数斑秃 6~12 个月内可以自然痊愈。

脱发性毛囊炎

1.什么是脱发性毛囊炎?

脱发性毛囊炎是一种破坏性、永久性脱发的毛囊炎。脱发性毛囊炎可能与金葡菌感染或过敏反应有关,表现为毛囊性丘疹后演变为丘疹性脓疱,愈后留有圆形或椭圆形瘢痕。

2.如何预防和治疗脱发性毛囊炎?

皮损局限者可以外用抗生素和糖皮质激素,皮损广泛者可以口服抗生素和糖皮质激素。必要时可行手术切除治疗。

3.脱发性毛囊炎的毛发还能长出来吗?

若毛囊已经被破坏,形成瘢痕,则毛发不能再生。

休止期脱发

1.什么是休止期脱发?

毛发的生长周期包括生长期、退行期和休止期,正常脱落的头发都是休止期的头发,每天脱落 70~100 根。在一些特殊情况下,大量毛囊可同时进入休止期,导致大量毛发同步脱落,称为休止期脱发。部分严重疾病、某些药物(如阿维 A 酸、异维 A 酸、肝素、丙基硫氧嘧啶、卡马西平、普萘洛尔等)、发热、手术创伤、绝食、大出血、贫血、产后及长期精神压力等都可能导致休止期脱发。

2.休止期脱发都有哪些临床表现?

洗头或梳头时发现脱发量增加,脱发量从 100 根以内到 1000 根以上不等。

3.如何预防和治疗休止期脱发？

避免出现诱发因素,包括部分严重疾病、药物、发热、手术创伤、绝食、大出血、贫血等。日常保持良好情绪,生活作息规律,不熬夜,饮食营养均衡。

4.休止期脱发的毛发还能长出来吗？

祛除诱因后,多数头发经过 3～6 个月的时间可以长出来。

5.为什么女性生孩子后脱发增多？

怀孕期间,毛囊处于延长的生长期晚期而不进入休止期。如果大量毛囊处于这种状态,产后这些毛囊将同时进入休止期,则女性在产后数月脱发量增加。

甲病

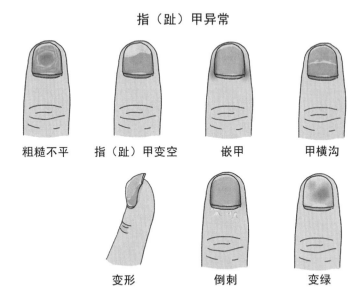

指（趾）甲异常

粗糙不平　　指（趾）甲变空　　嵌甲　　甲横沟

变形　　倒刺　　变绿

1.指(趾)甲变得粗糙不平是为什么？

指（趾）甲变得粗糙不平,多为甲的营养不良,往往与斑秃、银屑病、扁平苔藓和湿疹等疾病有关,部分与局部外伤、过多接触洗涤剂或消毒剂、长期接触美甲制品等有关,治疗需避免局部刺激因素。

2.指(趾)甲变空了,与下面的肉分开了,是怎么回事?

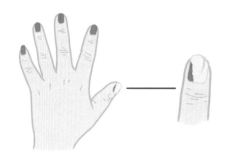

（1）甲剥离：与过多接触水、洗涤物品、消毒物品、美甲产品等有关,部分人可能还存在贫血、缺钙或微量元素缺乏。需要加强营养,避免偏食,避免局部刺激。

（2）甲癣：即俗称的"灰指甲",由真菌感染所致,可通过真菌镜检确诊,需外用或口服抗真菌药物。

3.指(趾)甲上出现好多小凹坑,是身体出什么问题了吗?

指(趾)甲上出现好多小凹坑,是由于甲母质局灶性角化不全,这些角化不全的细胞容易脱落,遗留凹坑,常见于银屑病、斑秃和湿疹等。

4.趾甲变形了,看着像钳子一样,该怎么治疗?

钳形甲常见于足趾,趾甲增厚并横向过度弯曲,外观像钳子,好发于女性。轻度钳形甲可没有自觉症状,仅影响美观。严重钳形甲可导致甲沟炎,疼痛明显,影响患者正常行走和生活质量。可加强局部保湿,避免过度修剪趾甲,常需要手术治疗,方可获得满意疗效。

5.趾甲往肉里长可以根治吗?

嵌甲的临床表现为趾甲往肉里长,修剪完没多久,还会继续往肉里长,容易继发甲沟炎,疼痛明显,影响正常生活。嵌甲最常见的原因是趾甲修剪过深、过短,另外,局部持续的外力挤压,如爬山、穿过紧的鞋子等也可导致嵌甲。轻度嵌甲患者可通过去除病因得到缓解,较重患者只能手术治疗。继发甲沟炎的患者首先需要控制炎症,再治疗嵌甲。

6.指(趾)甲周围皮肤肿了,疼得厉害,还能挤出脓液,这是怎么回事?

甲沟炎临床表现为甲周皮肤红肿,疼痛明显,严重者还能挤出脓液,影响行走,极个别患者可出现发热等系统症状。常见的原因包括撕倒刺、嵌甲、过度修剪指(趾)甲、啃咬指(趾)甲等,局部的屏障功能被破坏,继发细菌感染。对于轻度甲沟炎,可抗感染治疗,局部化脓的患者可行切开引流或拔甲等治疗。

7.指(趾)甲上有很多横沟,是营养不良吗?

甲板上出现的横沟是甲横沟,与甲母功能暂时性障碍相关,常见原因主要包括:①局部外伤或炎症。②局部湿疹或银屑病等病变。③有发热等症状的疾病,如猩红热、麻疹、药疹等。

8.指(趾)甲周围皮肤有倒刺是怎么回事?

指甲周围起倒刺与缺乏维生素有一定关系,也与过度清洁造成的皮肤干燥有关。可以多吃绿叶蔬菜和水果,补充维生素,注意保湿,避免接触过多洗涤物品,多外涂油性护手霜。注意不要撕倒刺,防止诱发甲沟炎,可以用小剪刀将倒刺剪掉。

9.指(趾)甲变绿是怎么回事?

这一般是铜绿假单胞杆菌感染导致的,长时间接触水、洗涤物品以及局部创伤等均可增加指甲感染概率,常见于理发师、洗碗工等。可通过甲屑细菌培养确诊。治疗方式包括口服及局部应用抗生素。

10.指(趾)甲上出现黑色竖纹是怎么回事?

指甲上出现黑色竖纹通常是甲母痣的表现,也就是甲根部的甲母部位出现色素痣,逐渐在甲板中形成黑色竖条纹,一般是良性病变,不需要治疗,定期观察即可。如果指甲上黑色竖纹短时间内突然颜色加深、加宽,同时甲根部皮肤变黑或出现出血、溃烂,可能提示黑色素瘤,

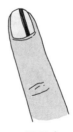 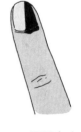

甲母痣　　　　　　甲黑素瘤

需要及时到医院就诊治疗。成年人如果出现甲黑色竖纹,需引起重视。

11.指(趾)甲变黑是怎么回事?

指(趾)甲变黑常见于以下原因:①甲下出血:临床较常见,甲受到外伤后,甲下小血管破裂出血,导致指(趾)甲变为紫黑色。②真菌感染:可导致指(趾)甲变黑,但同时伴有甲板增厚和变形。③甲母痣:是源自甲母细胞的良性肿瘤,

表现为甲板上的纵向黑线。④某些慢性疾病或药物也可导致黑甲。

腋臭

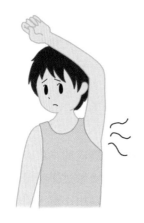

1.什么是腋臭?

腋臭俗称"狐臭",表现为双侧腋下散发难闻气味,这是由于腋窝处的大汗腺分泌汗液较多,细菌分解汗液中的有机物,产生不饱和脂肪酸。夏季腋下多汗,汗液不易蒸发,臭味更明显。

2.腋臭遗传吗?

腋臭患者大多有家族史,故腋臭与遗传相关。

3.儿童腋窝有臭味是腋臭吗?

腋臭受内分泌腺影响,故腋臭多在青春期后发生,老年时可减轻或消失。儿童腋窝有臭味应排查氨基酸尿和其他代谢性疾病。

4.如何治疗腋臭?

(1)一般治疗:保持皮肤清洁、干燥,勤洗澡换衣。剔除腋毛可减轻臭汗症状,可外用芳香止汗剂。

(2)外用药物:可外用3%～5%甲醛溶液、庆大霉素、复方炉甘石洗剂等减少汗液,抑制或杀灭细菌等。

(3)手术治疗:首选保留腋窝皮肤小切口去除大汗腺(顶泌汗腺)的术式。

(4)A型肉毒素局部注射治疗:A型肉毒素注射到汗腺处能使汗腺分泌停止或减少,6～9个月后需要重复注射治疗。

（李亚婷　金艳　王旭）

色素性皮肤病

1.新生儿屁股上为什么会有淤青?

腰骶斑是常见于婴幼儿腰骶部的蓝灰色斑,是由于黑素细胞聚集并沉积在真皮层中所致,并不是被打的"瘀斑"。腰骶斑一般新生儿出生时即有,大部分可在 5 岁前逐渐自然消退,少数可持续到成年期,一般可不治疗。腰骶斑通常位于腰骶部,少数也可发生在背、大腿或肩部。

2.黄褐斑是怎样形成的?

黄褐斑形成原因较复杂,目前认为遗传易感性、日光照射、性激素水平变化是主要发病因素。黑素合成增加、炎症反应及皮肤屏障受损等也参与了黄褐斑的形成。男性也会长黄褐斑,但是比例较少,约占黄褐斑患者的 10%。

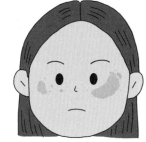

黄褐斑

3.多做光电治疗是不是可以去掉黄褐斑?

光电治疗主要用于稳定期黄褐斑,而且应选择温和光电治疗,避免激惹;单一、反复光电治疗易导致色素沉着、色素减退等,故不推荐将光电治疗作为长期多次治疗手段,应在医生的指导下科学治疗。

4.黄褐斑患者如何日常护肤?

黄褐斑患者平时应注意防晒,加强保湿;避免使用汞、铅含量超标的劣质化妆品;减少烹饪热、职业热接触,避免引起性激素水平变化的药物及光敏药物;保证睡眠充足,劳逸结合,保持良好心态。

黄褐斑患者无须特殊忌口,但需要避免某些光感性食物和药物,以减少日晒因素,多食用富含维生素 C 的水果、蔬菜也有一定好处。

5.黄褐斑有哪些治疗方法?

一般来说,口服可能有效的药物主要包括氨甲环酸、甘草酸苷、维生素 C、维生素 E、谷胱甘肽等;外用药物包括维 A 酸软膏、壬二酸、氢醌乳膏等药物,但要注意刺激性。此外,医生也会根据具体情况选择合适的光电治疗方法。

6.什么是老年性白斑?会形成白癜风吗?

老年性白斑是一种老年性退化表现,是由于皮肤中某些黑素细胞数目减少所致。该病与白癜风是两种不同的疾病,不会相互转化。本病对健康无影响,可不治疗。

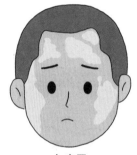

白癜风

7.白癜风会传染吗?

白癜风不具有传染性。其发病与遗传有一定关系,有一定遗传概率,但也有其他复杂的综合原因,并不一定会遗传给下一代。一般,白癜风在夏季发展较冬季快,常在曝晒、精神创伤、急性疾病、手术等应激状态下迅速扩散。

8.白癜风的病因是什么?

白癜风目前没有十分明确的病因。一般认为,其发病是具有遗传因素的个体,在多种内外因素影响下,表现为免疫功能、神经精神、内分泌等各方面的紊乱,导致黑素体的生成或黑化障碍。

只有极少数白癜风患者可自愈,而且自愈后也可复发。

9.如何确诊白癜风?

伍德灯是在紫外线下观察白癜风色素的脱失情况,皮肤 CT 是在细胞水平上观察色素的变化,二者均能比肉眼更准确地辅助诊断白癜风,都是非常重要的检测手段,各有优势。

10.如何治疗白癜风?

白癜风比较顽固,疗效因人因部位而有所不同。一般来说,发生于面颈部的白癜风疗效好,部分患者可治愈,而毛发、黏膜、手足末端等部位的白癜风难以治愈。病史越短,越容易治疗。

白癜风的治疗方式包括外用药物(包括激素、钙调神经磷酸酶抑制剂、维生素 D_3 衍生物)、口服药物(包括糖皮质激素、免疫抑制剂)、光疗(包括 308 准分子光、窄谱中波紫外光)、表皮移植治疗,面积较大时可外用脱色剂,以及辨证的中医中药治疗。快速进展期一般考虑口服激素早期干预,不宜行表皮移植治疗,不宜进行较大剂量的光疗。

白癜风表皮移植手术

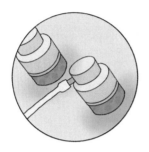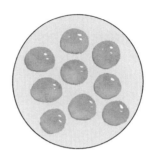

11.色素痣周围变白是怎么回事?

本病为晕痣,指围绕色素痣的局限性色素减退,多数在原有痣的基础上,受抓伤、冷冻、激光刺激后诱发白斑,形成晕痣。

部分晕痣可在数月至数年内自发消退,但更多表现为中心痣消退后白斑保持不变或扩大。

12.瑞尔黑变病是怎么形成的?

瑞尔黑变病多见于中年女性面颈部,为网状排列的色素沉着斑片。病因复杂,部分患者不能找到明确原因。一般认为,瑞尔黑变病与营养不良或光敏物质接触史相关,如长期接触沥青、焦油及其制品、粗制化妆品等,具有较强的光敏性,可诱发光敏性皮炎、皮肤色素沉着等。

13.如何治疗瑞尔黑变病?

该病治疗比较困难,平时应避免接触可疑致敏物,避免日晒。炎症期可酌情口服糖皮质激素,色素沉着时可口服氨甲环酸、甘草酸苷、维生素 C,外用氢醌霜及配合一定的光电治疗。

14.什么是炎症后色素沉着?

本病指皮肤急性或慢性炎症后继发色素沉着,尤其见于肤色较深和易晒黑的人群。

15.如何减少炎症后色素沉着?

积极治疗原发炎症性皮肤病,炎症越重、持续时间越长,色沉概率越大;严格防晒也是有效的预防措施。

16.体重增加后发现腋窝、颈部变黑了,这是怎么回事?

部分肥胖者颈部、腋窝、腹股沟等部位有增厚的色素沉着斑,也常伴发皮赘,这是假性黑棘皮病(或肥胖性黑棘皮病)。体重恢复后,皮疹大多可逐渐消退,但颜色加深常持续存在。

(刘宁　于海洋　徐敬星)

咖啡斑

1.咖啡斑长什么样?

咖啡斑一般表现为境界清楚的褐色斑,大小从几毫米到 20 厘米以上不等,形状不规则,可以是圆形、椭圆形,也可以是不规则的形状,但是一般边界清楚,表面光滑。颜色从浅褐色到深褐色,但每一片的颜色都比较均匀。

2.咖啡斑遗传吗?

咖啡斑一般于出生时或出生后不久出现,并且可以随着年龄的增长而变大变多,通常不能自行消退。大多数咖啡斑见于正常人,人群中的发病率为 10%～20%,部分咖啡斑是遗传性疾病,如神经纤维瘤病等的表现。

3.咖啡斑有什么危害?

咖啡斑本身一般只影响容貌,但遗传性疾病如神经纤维瘤病、奥尔布赖特综合征等系统性疾病引起的咖啡斑会因病因不同而引起不同危害。一般认为,出现 6 个直径 1.5 厘米以上的咖啡斑对神经纤维瘤病有诊断意义。

雀斑

1.长雀斑的原因是什么？

长雀斑的原因大部分为遗传因素，日晒可以促进雀斑增大增多、颜色加深。雀斑大部分有家族病史，父母一方有雀斑，子女有一半可能发病，若父母双方都有雀斑，则子女有 3/4 的可能发病。

2.雀斑可以通过使用祛斑化妆品去除吗？

一般情况下，涂抹化妆品很难去除雀斑，含氢醌及维甲酸成分的药膏有一定减轻雀斑的作用，但很难将雀斑完全清除。

3.如何治疗雀斑？

目前，最主流的治疗方法为激光治疗。强脉冲光，即"光子嫩肤"，调 Q532 纳米激光、红宝石激光、翠绿宝石激光等均可有效治疗雀斑。雀斑本身对身体健康没有影响，但是会影响容貌，从而对心理健康产生影响。

4.激光治疗雀斑是一次性的吗？治疗后留不留瘢痕？

激光治疗次数因选用激光不同、雀斑颜色及数量不同而不同。一般情况下，选用强脉冲光需要多次进行治疗，而选用调 Q532 纳米激光、红宝石激光、翠绿宝石激光等有希望一次性祛除大部分雀斑。大部分雀斑激光治疗后不留瘢痕，但因个体差异，激光治疗后有一定遗留瘢痕、色素沉着及色素减退的风险。

5.雀斑治疗后容易复发吗？

各种方法治疗雀斑后都有复发可能。日光曝晒是雀斑发病的一个重要因素，因此治疗后严格防晒有助于预防及减少复发。

6.怀孕时雀斑会加重吗？

由于怀孕时体内激素水平变化较大，部分有雀斑的孕妇是有可能出现雀斑加重的，但这种加重一般会随着分娩结束而逐渐减轻。黄褐斑是多发于中青年女性的一种疾病，部分患者可于妊娠后发病或加重，因此，黄褐斑俗称"妊娠斑",与雀斑不是一回事。黄褐斑的典型表现为双侧颧部黄色或褐色、咖啡色的境界清楚的斑,日晒后可加重。

太田痣

1.什么是太田痣?"胎记"是太田痣吗?

太田痣是一种色素沉着疾病,通常表现为一侧面部及眼的灰蓝色斑。通常所说的发生于面部的部分灰蓝色"胎记"属于太田痣。新生儿出生时即发病,部分患者可以后来发生,青春期是发病的另一个高峰。太田痣的发生可能与遗传有一定关系,目前尚不明确是否遗传。

2.太田痣长什么样?

大部分太田痣分布于一侧面部,少数太田痣两侧面部都有。太田痣最常见于眼及眼周围、颞部、鼻部、前额和颧部,可能是灰蓝色、青灰色、灰褐色或黑紫色,界限相对不清楚,色斑颜色会随着年龄增长而加深,在斑中有时会出现小疙瘩。有时太田痣可以生长到覆盖大半侧面部。太田痣在儿童期及青春期生长较快,生长周期因人而异,一般30岁以后生长就会变得缓慢。

3.太田痣怎么治疗?

吃药、抹药对太田痣一般无效,目前,最主流的治疗方法是激光治疗。调Q1064纳米激光、红宝石激光、翠绿宝石激光等方法均可有效、安全地祛除太田痣。激光治疗一般需要按疗程多次治疗,总体疗效比较满意。

4.太田痣会恶变吗?

太田痣极少恶变,但其发病以后会持久存在,随年龄增长而加重,并且无自愈倾向,太田痣生长于面部对容貌影响较大,建议积极治疗。治疗以患者可以耐受激光疼痛及不适感、能够配合激光治疗为准,理论上越早治疗越好。

5.太田痣会长到眼睛里吗?

太田痣是可以长到眼睛里的,会导致眼睛蓝染,有时会对视力造成影响,并且可能并发青光眼,因此建议到正规眼科诊治。

鲜红斑痣

1.鲜红斑痣是什么？

鲜红斑痣又称"葡萄酒样痣"，人们通常所说的"红胎记"就是指鲜红斑痣，是一种常见的先天性毛细血管发育畸形，好发于颜面部、颈部，也可见于身体其他部位。鲜红斑痣与血管瘤是有区别的，前者是血管畸形，而血管瘤是血管内皮细胞异常增生所致的肿瘤性疾病，两者的临床表现、危害性、治疗手段都有所不同。

2.为什么会长鲜红斑痣？鲜红斑痣遗传吗？

鲜红斑痣的病因尚不明确，可能与神经、血管、细胞因子等有关。鲜红斑痣大部分是散发的，但是也存在家族聚集性发病，从这个意义上来讲，部分鲜红斑痣有一定遗传性。

3.长了鲜红斑痣需要做什么检查？

一般而言，大部分鲜红斑痣通过观察外观即可诊断，但对于不典型性皮损及无法确诊的病例，则需要行有创性组织病理检查，即手术取下一小块皮损进行检查。怀疑伴有其他血管畸形的患者可能要行核磁共振检查。

4.鲜红斑痣怎么治疗？

目前，主流治疗方法包括激光治疗、光动力治疗、药物联合激光治疗等。激光治疗是鲜红斑痣的常用治疗方法，激光可以破坏病变血管从而达到治疗的目的，常用的激光有脉冲染料激光和 Nd：YAG 激光。光动力疗法是一种新型治疗方法，原理是通过注射光敏剂，增加皮损区域对光的敏感性，通过照射破坏毛细血管血管壁，从而治疗疾病。药物治疗个体差异巨大，应在专业医生的指导下，充分结合个人情况选择药物。

5.鲜红斑痣有什么危害？

如鲜红斑痣伴有脑血管和眼血管畸形等，会严重影响患者生理健康。单纯皮肤型鲜红斑痣也会因影响容貌而对患者心理健康造成影响，并且部分鲜红斑痣还会随年龄增长而增大增厚,给治疗增加负担,因此建议越早治疗越好,一般建议 1 岁以内进行治疗。

血管瘤

1.血管瘤是什么?

血管瘤是一种常见的血管肿瘤性病变,包含一大类形态、表现各异的疾病:良性血管瘤,如婴幼儿血管瘤、先天性血管瘤、樱桃状血管瘤、丛状血管瘤、化脓性肉芽肿等;局部侵袭性或交界性血管瘤,如卡波西型血管内皮瘤、复合性血管内皮瘤等;恶性血管瘤,如血管肉瘤等。

2.血管瘤都是先天的吗?

血管瘤既有先天的也有后天的,婴幼儿及 30～50 岁成年人是高发人群。仅有部分先天性血管瘤可以自行消退,很多交界性或恶性血管瘤会一直侵袭性生长。

3.怎么治疗血管瘤?

良性血管瘤的治疗方法包括药物、激光、手术治疗等,大部分良性血管瘤可有较好治疗效果。交界性及恶性血管瘤通常需要手术及药物治疗,部分血管瘤要根据情况进行手术后放化疗。

4.血管瘤有什么危害?

良性血管瘤若生长在眼睑、气道等特殊部位,会对生理健康产生影响,若生长在其他部位特别是头颈部,会影响容貌,从而影响心理健康。交界性和恶性血管瘤会发生侵袭生长及转移,因危害较大要及时就医。虽然部分良性血管瘤有自愈性,但容易遗留瘢痕,影响外观。因此,血管瘤越早治疗越好。

蜘蛛痣

1.为什么会长蜘蛛痣?

蜘蛛痣是皮肤小动脉末端分支扩张所形成的血管痣,由中央小动脉和周围辐射的细血管组成,因形似蜘蛛而得名。多数研究表明,蜘蛛痣与雌性激素增高有关。部分蜘蛛痣确实与肝病有关,如病毒性肝炎、肝硬化等,但不是所有蜘蛛痣都由肝病所致,有约15%的正常人也会有蜘蛛痣。另外,青春期女性及妊娠期女性也容易长蜘蛛痣。蜘蛛痣可以单发也可以多发,疾病导致的蜘蛛痣可以数量较多,蜘蛛痣大者直径可达1.5厘米。

2.怎么治疗蜘蛛痣?

若为肝病等系统性疾病引起的蜘蛛痣,要对因治疗原发病。妊娠期妇女的蜘蛛痣可于妊娠后自然消退,可暂时观察,不予处理。发生于颜面部位的蜘蛛痣有碍美观,可以采用激光、微波等治疗,吃药抹药一般无效。

3.蜘蛛痣会自己消退吗?

发生于妊娠妇女的蜘蛛痣大部分可以于妊娠后6周内自行消退,部分儿童蜘蛛痣也可自行消退,但大多持续存在。由肝病等系统性疾病引起的蜘蛛痣,病因不祛除不会自行消退。

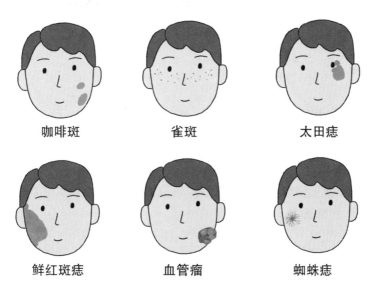

咖啡斑　　　　　雀斑　　　　　太田痣

鲜红斑痣　　　　血管瘤　　　　蜘蛛痣

（李民）

鱼鳞病

1.什么是鱼鳞病?

鱼鳞病是一组以皮肤干燥并伴有鱼鳞样鳞屑为特征的角化障碍性遗传性皮肤病,与遗传有关。

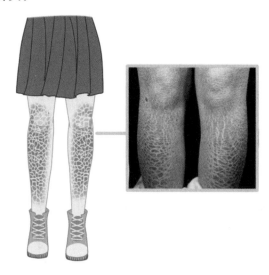

2.鱼鳞病有哪些临床表现?

鱼鳞病有多种类型,最常见的寻常型鱼鳞病是常染色体显性遗传病,幼年起病,皮损冬重夏轻。鱼鳞病好发于四肢伸侧及背部,典型皮损是淡褐色至深褐色菱形或多角形鳞屑,鳞屑中央固着,周边微翘起,如鱼鳞状。鱼鳞病还有一些少见类型,病情较重。

3.如何预防和治疗鱼鳞病?

治疗鱼鳞病以外用药物为主,以温和、保湿、轻度剥脱为原则。如 10％～20％尿素霜、维 A 酸外用制剂等。严重患者可以在冬季口服维生素 A 或维 A 酸类药物。对于较严重的少见类型鱼鳞病,孕妇产前可以做基因检测,避免携带相关基因的患儿娩出。鱼鳞病只能缓解症状,不能完全根治。

毛周角化病

1.什么是毛周角化病？

毛周角化病是一种慢性毛囊角化性皮肤病,发病率较高,常始发于儿童期,青春期皮损明显加重,成年后缓解。毛周角化病可能与常染色体显性遗传、维生素 A 缺乏、代谢障碍有关。

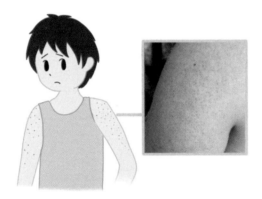

2.毛周角化病有哪些临床表现？

毛周角化病好发于上臂、大腿伸侧,也可见于臀部、肩胛、面部、小腿,呈对称分布。受累部位皮肤有特殊粗糙感,皮损为针尖至粟粒大小的毛囊性丘疹,呈肤色,不融合,顶端有淡褐色角质栓。本病冬重夏轻。

3.如何预防和治疗毛周角化病？

一般无须治疗。要避免过度清洗,皮肤干燥时可涂滋润保湿的润肤剂,局部外用维 A 酸软膏、水杨酸软膏等。毛周角化病与遗传有关,外用药物短期内可以稍微改善症状,停药后皮肤又恢复到之前的状态。成年后本病可缓解。

（金艳）

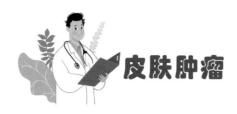

皮肤肿瘤

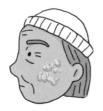

皮脂腺增生

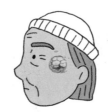

皮肤鳞状细胞癌

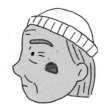

基底细胞癌

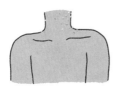

软纤维瘤

蕈样肉芽肿

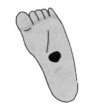

恶性黑素瘤

皮脂腺痣

1.皮脂腺痣的表现是什么?

本病常发生于新生儿期或幼儿期,好发于头面部和颈部,表现为局限性淡黄或黄褐色斑块,常为单个,偶见多发或泛发,有些呈线状排列;头皮皮损处可部分或完全脱发。儿童期皮损隆起不明显,青春期因激素水平变化,皮脂腺逐渐增生,皮损肥厚呈疣状,有密集乳头瘤样隆起。老年期皮损多呈结节状增殖,可继发其他皮肤肿瘤。

2.得了皮脂腺痣应该怎么办?

应该尽快去医院就诊,皮损较小者可考虑冷冻、电烧灼、激光等治疗,较大者可手术切除或切除后植皮。皮脂腺痣的病变位于真皮层,各种治疗后都可能形成瘢痕。

3.皮脂腺痣会恶变吗?

皮脂腺痣有一定的恶变概率,可以继发皮肤基底细胞癌、鳞状细胞癌及皮脂腺癌等恶性肿瘤。因此,得了皮脂腺痣后,尽量还是早期手术切除。

皮脂腺增生

1.什么是皮脂腺增生?

皮脂腺增生分新生儿皮脂腺增生、早熟性皮脂腺增生和老年性皮脂腺增生,一般位于面部,也有长在躯干的,表现为浅黄色中央凹陷的丘疹,新生儿皮脂腺增生一般没有凹陷,可以单发或多发,一般没有临床不适症状。

2.为什么会得皮脂腺增生?

新生儿的皮脂腺增生一般与母体雄激素刺激有关,成人的确切病因不明,可能与外伤及炎症刺激、长期应用免疫抑制剂和激素水平异常等有关。

3.得了皮脂腺增生应该怎么办?

皮脂腺增生属于良性病变,一般不需要处理,如果影响美观,可以选择激光、电离子、冷冻或手术切除,严重时可以口服异维A酸。

4.皮脂腺增生会恶变吗?

一般不会恶变。

5.怎样预防皮脂腺增生?

日常注意饮食均衡,避免日光曝晒,注意皮肤清洁。

汗管瘤

1.什么是汗管瘤？

汗管瘤是向汗管分化的良性肿瘤，表现为 2～4 毫米坚实的肤色丘疹，常多发，可以发生于身体任何部位，最常见于眼眶周围，也多见于外阴。泛发全身汗管瘤的叫发疹性汗管瘤，有一定遗传概率。汗管瘤具体病因不明，可能与性别（女性更常见）、遗传、内分泌及精神等因素有关。

2.得了汗管瘤该怎么办？

汗管瘤为良性病变，可以不予处理。为了美观，可以选择激光治疗，药物治疗无效。汗管瘤一般不会恶变，涂眼霜也不会加重汗管瘤。汗管瘤有留疤的风险，与个人肤质有关。

3.如何鉴别汗管瘤和扁平疣、粟丘疹(脂肪粒)？

汗管瘤表面光滑，一般呈肤色鹅卵石样结构；扁平疣表面略粗糙，可以是褐色或红色丘疹；粟丘疹是白色坚实丘疹，就像小珍珠颗粒一样。不过，汗管瘤可以有粟丘疹样改变，最好找专业医生进行诊断。

脂溢性角化病

1.什么是脂溢性角化病？

脂溢性角化病俗称"老年疣"，常见于头面颈部、躯干和手背，身体其他部位也会发生。皮疹大小不一，可以是平的，更多的是隆起于皮肤，颜色可浅可深，一般，褐色皮疹更常见，表面比较粗糙油腻，有时能刮下一层厚厚的痂皮，皮疹边界清楚。脂溢性角化病有一定的遗传倾向，尤其是发病年龄早且皮疹多的。脂溢性角化病与日晒、炎症刺激、皮肤老化等因素有关。

2.得了脂溢性角化病该怎么办？

一般不需要特殊处理，影响美观时可以选择液氮冷冻、激光或电离子等治疗去除,如果与其他恶性病变不易鉴别,需要手术切除＋病理以明确诊断。严格做好皮肤防晒有一定的预防作用。由于病变比较表浅,物理治疗后,皮肤一般不会留疤,除非瘢痕体质、继发感染或手术切除。

3.脂溢性角化病会恶变吗?

绝大多数脂溢性角化病都是良性的,极少数可能发生恶变,恶变概率非常低。

4.身上也会长脂溢性角化病吗?

除了口唇黏膜和手掌、足底,身上其他任何部位都可能发生脂溢性角化病。

5.怎么鉴别脂溢性角化病与扁平疣、色素痣?

脂溢性角化病常发生于中老年人,年轻人发病较少,皮疹表面较粗糙,有的可以刮下一层痂皮。皮肤镜和皮肤 CT 可以帮助筛查,鉴别困难者可以做活检病理检查。

扁平疣一般发生于青少年,属于 HPV 病毒感染,有传染性,常见面部、手背扁平丘疹,淡红至淡褐色,边界清楚,表面不会刮下鳞屑或痂皮。皮肤镜和皮肤CT 可以进行无创检查鉴别。

色素痣一般发病年龄较早,40 岁以前发生者更多见,表面光滑,质地柔软。皮肤镜和皮肤 CT 可以无创筛查,鉴别困难者可以做活检病理来明确诊断。

6.年轻人也会发生脂溢性角化病吗?

年轻人可以发生脂溢性角化病,但是相对少见,可以通过皮肤镜、皮肤CT 及皮肤病理等检查手段进行筛查与确诊。年轻人长的皮疹可能是黑色丘疹性皮病、脂溢性角化病、扁平疣、发疹性汗管瘤等,可以到医院皮肤科就诊处理。

表皮囊肿

1.什么是表皮囊肿?

表皮囊肿是皮肤的一种良性囊肿,一般无不适症状,表面常有粉刺样黑色开口,下方可以触及半球形肿物,如果没有破裂不与周围粘连,一般可以推动,可以挤出有臭味的分泌物(不过不建议挤压囊肿)。如果发生了继发感染,囊肿可以迅速增大,局部红肿热痛,一般不能自行消退。

2.得了表皮囊肿该怎么办?

如果皮疹比较稳定,可以观察,无须处理。若囊肿影响美观,或在摩擦部位、经常感染疼痛、迅速增大,则建议手术切除。皮疹比较小时,如直径小于0.5厘米,也可以尝试于激光打孔后,用止血钳完整取出囊壁。

3.表皮囊肿治疗后会留疤吗?

手术切除囊肿后会留疤;较小的囊肿可激光打孔,完整取出囊壁,可能不会留疤。

4.表皮囊肿会恶变吗?

表皮囊肿一般是良性的,几乎不会恶变,极少数可能继发基底细胞癌或鳞状细胞癌。

5.表皮囊肿能用手挤出来吗?

不建议用手挤,自行挤压只能挤出内容物,无法取出囊壁,囊肿还会复发,而且有可能造成囊肿破裂或继发细菌感染。

6.表皮囊肿和"粉瘤"是一种疾病吗?

"粉瘤"一般指表皮囊肿,但是类似的囊肿还有外毛根鞘囊肿。很多人所说的"皮脂腺囊肿"其实也是表皮囊肿,与皮脂腺无关,属于错误命名。

日光性角化病

1.日光性角化病有什么表现?

一般,病变位于曝光部位,尤其是面部,可单发,也可多发,为暗红色丘疹或斑块,表面有黏着性鳞屑,不易刮除,一般无明显不适症状。

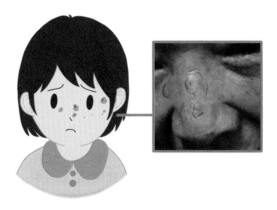

2.日光性角化病的诱因是什么?

日光曝晒(紫外线)、热辐射、放射线、煤焦油或者沥青等刺激可以诱发日光性角化病。

3.怎样预防日光性角化病?

严格防晒,避免接触放射性物质,避免长时间接触煤焦油和沥青等。

4.日光性角化病是恶性的还是良性的?

日光性角化病属于癌前期病变,介于良性和恶性之间。单个皮疹每年有千分之一左右的概率恶变,进展成为皮肤鳞状细胞癌。

5.为什么医生建议我做皮肤镜来筛查日光性角化病?

日光性角化病用肉眼不易与其他皮肤病鉴别清楚,确诊需要手术切除一块皮肤做病理,是创伤性检查,皮疹多发时不易操作。皮肤镜可以比肉眼更准确地筛查日光性角化病,而且是实时无创的检查,有助于疾病的早期诊断。

6.日光性角化病的治疗方法是什么?

可以选择液氮冷冻、电离子、激光、光动力或手术等治疗日光性角化病,不能耐受这些疗法者也可以选择局部外用药物或口服药物治疗,但需要在医生的指导下使用。

7.得了多发的日光性角化病该怎么办?

多发皮损比较适合应用光动力治疗,需要到医院让医生进行操作,也可以选择液氮冷冻、电离子或激光等治疗,药物治疗也有一定的作用。

8.日光性角化病治疗后需要随访吗?

需要随访,因为日光性角化病可能复发或发生恶变,建议每 3～6 个月到医院复诊一次,可以做皮肤镜来帮助判断。

9.日光性角化病可以用药治疗吗?

外用咪喹莫特、维 A 酸类药物、5-氟尿嘧啶、双氯芬酸、吡罗昔康等和口服阿维 A 均有一定治疗作用。

10.如何区分日光性角化病和脂溢性角化病?

二者不是一种疾病,脂溢性角化病的皮疹表面较油腻,可以刮下一层痂皮;日光性角化病皮疹表面的鳞屑是黏着性的,不易刮除。可以做无创皮肤镜和皮肤 CT 进行筛查,确诊需要做皮肤病理。

11.日光性角化病会自己消退吗?

一般不能自行消退,会缓慢进展,有一定的概率变成鳞状细胞癌。

皮肤鳞状细胞癌

1.皮肤鳞状细胞癌有什么表现?

皮肤鳞状细胞癌分原位皮肤鳞状细胞癌(也叫"鲍恩病")和侵袭性皮肤鳞状细胞癌,最常见于日光暴露部位,非暴露部位也可发生。前者表现为红斑鳞屑性斑片或斑块,不疼不痒,类似于局限性银屑病或湿疹外观;后者表现为角化性丘疹或结节,可有溃疡。

2.皮肤鳞状细胞癌的诱因是什么?

日光曝晒(紫外线)、热辐射、放射线、杀虫剂、煤焦油或者沥青等刺激可以诱发皮肤鳞状细胞癌,基因变异、长期接触砷剂(朱砂、雄黄、砒霜等均含砷)、人乳头瘤病毒(HPV)感染、慢性溃疡和免疫抑制状态也与其发生有关。

3.得了皮肤鳞状细胞癌必须做手术吗?

手术是最佳治疗方法,如果没有手术禁忌,建议早期扩大手术切除。各种药物或物理治疗等方法治疗后容易复发,不易根治。

4.皮肤鳞状细胞癌手术后需要再做放疗或化疗吗?

如果手术能彻底切干净癌组织,一般不需要放化疗。如果无法彻底切干净,术后可以配合放化疗。

5.如果得了皮肤鳞状细胞癌,需要查体排除转移吗?

如果是原位的皮肤鳞状细胞癌和表浅的Ⅰ级鳞癌,一般肿瘤不发生转移。侵犯较深的鳞癌和低分化鳞癌有转移风险,需要查体来排除。

6.皮肤鳞状细胞癌患者有生命危险吗?

原位鳞癌和表浅Ⅰ级鳞癌一般手术容易根治,其他种类的鳞癌只要没有发生转移,经过规范治疗,绝大部分患者没有生命危险,5年生存率超过90%。如果发生了重要器官侵袭和远处转移,可能会危及生命。

7.皮肤鳞状细胞癌容易复发吗?

皮肤鳞状细胞癌有复发风险,与肿瘤的大小与位置、有无远处转移和淋巴结转移、手术是否彻底切除干净、肿瘤的分化程度(分化越低,恶性程度越高)及患者身体的免疫状态有关。因此,术后也要定期复查,一般3~6个月就要复诊。

8.年轻人会得皮肤鳞状细胞癌吗?

虽然年龄越大发生皮肤鳞状细胞癌的风险越高,但年轻人也可能会得皮肤鳞状细胞癌,与基因缺陷、免疫抑制、电离辐射、紫外线辐射、HPV感染等有关。

基底细胞癌

1.基底细胞癌有什么临床表现?

临床表现多种多样,常见小丘疹、结节,中央可反复发生溃疡,边缘有珍珠样隆起。颜色可以是肤色、红色、褐色至黑色,表面可见扩张血管。也有表现为褐色斑片或者瘢痕、囊肿的外观。基底细胞癌好发于曝光部位,尤其是面部,身体其他部位也可发生,常发生于 50 岁以后。

2.基底细胞癌的诱因是什么?

紫外线、电离辐射、砷暴露、免疫抑制和基因缺陷等都是基底细胞癌的诱因。

3.基底细胞癌患者有生命危险吗?

除非侵及重要血管或器官,一般没有生命危险,严重时局部侵袭破坏性较大,5 年生存率为 80%~95%。一般基底细胞癌是局部侵袭性生长,极少数可发生转移。

4.怎样诊断基底细胞癌?

如果 50 岁以后面部突然发生黑痣样的皮损,需要到医院就诊,医生会根据临床表现来综合判断,先做无创皮肤镜或皮肤 CT 筛查,然后做皮肤活检病理来明确诊断。

5.怎么治疗基底细胞癌?

尽量早期手术扩大切除。如果不能切除,可以选择放疗、化疗或免疫治疗等。对于表浅的皮损,也可以选择液氮冷冻、激光、光动力治疗或外用药物治疗等,但容易造成复发。

6.基底细胞癌治疗后会复发吗?

基底细胞癌有复发的风险,有研究表明,即使行标准手术切除,10 年复发率也高达 12%,所以要定期复诊,一般 3~6 个月就要复诊一次。

7.年轻人会得基底细胞癌吗?

虽然老年人更容易患基底细胞癌,但年轻人也可能患病,与遗传、基因缺陷、紫外线损伤或电离辐射等有关。

色素痣

1.色素痣有什么表现?

色素痣是由黑素细胞良性增生所致,皮疹大小不一,可以是平的,也可能是隆起的,颜色可能是肤色、褐色、黑色、红色、灰色等,可能出生就有,也可能以后再长出来。

2.色素痣的诱因是什么?

色素痣与紫外线照射、遗传、激素水平、皮肤损伤、药物和免疫抑制等有关,最有效的预防方式是严格防晒,尤其应避免曝晒及晒伤。

3.色素痣会恶变吗?

色素痣有一定的概率会发生恶变,尤其是先天性巨痣、摩擦部位平的交界痣恶变风险相对较高。如果发现痣变得不对称,或边缘不清晰,颜色发生了变化,或痣突然增大,直径超过 6 毫米[指(趾)甲黑色条带宽度超过 3 毫米],自发破溃出血或疼痛、瘙痒,原有痣周围出现新发小痣,出现这些情况需要警惕是否发生了恶变,需要立即到医院就诊。

4.50 岁后还会长色素痣吗?

50 岁以后也可能长痣,但是概率更低。50 岁以后发现的"黑痣"更有可能是脂溢性角化病、基底细胞癌、黑素瘤、皮肤鳞状细胞癌等疾病,需要尽快到正规医院就诊,寻求医生的帮助,切忌自行涂抹药水或去美容机构行激光等治疗。

5.怎样诊断色素痣?

色素痣有自身临床特点,大部分有经验的医生通过肉眼就能诊断色素痣,如果不能排除其他疾病,可以做无创皮肤镜或者皮肤 CT 进一步筛查,若还不能确定,需要做病理活检来确诊。

6.色素痣可以用激光去除吗?

对于面部直径在 2 毫米以内的色素痣(眉毛和胡须区域的除外),可以尝试用激光治疗,这样可能最大限度地去除皮损,而且留疤最小。直径超过2毫米的色素痣及眉毛胡须部位的色素痣于激光去除后容易留下较大的瘢痕,影响美观,也容易因治疗不彻底而复发。复发后可以再尝试一到两次激光治疗,如果仍有复发,则建议手术切除,因为反复多次的激光创伤刺激会增加痣恶变的可能性。

7.色素痣激光治疗后容易恶变吗?

激光治疗次数不多(一般小于3次)不容易导致色素痣恶变。但是,如果反复多次进行激光治疗,则会增加痣恶变的风险。表浅的色素痣一般不伤害真皮,留疤风险较小。浸润深的色素痣在治疗时会破坏真皮中部,留疤风险较大。

8.可以在美容院点痣吗?

不建议去美容院点痣,因为非专业人员无法判断皮损到底是痣还是长得像痣的其他疾病,尤其是恶性的基底细胞癌、黑素瘤等,后者不能用激光治疗;而且,美容院的从业人员是没有经过正规医疗培训的,治疗后出现继发感染、瘢痕或复发的风险更大。

9.怀疑色素痣发生了恶变应该做哪些检查?

先做无创皮肤镜和皮肤CT检查,如果仍怀疑恶变,则需要做手术切除及病理检查来明确诊断。

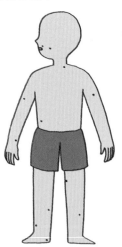

色素痣出现以下情况需要引起注意
A.不对称
B.边缘不规整
C.颜色不均匀或多种颜色
D.长径超过6毫米
E.色斑上出现隆起或扩大

10.色素痣周围为什么长了一圈湿疹？

痣周围出现红斑、丘疹、水疱、脱屑、结痂和瘙痒表示痣发生了晕皮炎或晕湿疹（Meyerson 现象），属于免疫介导的过敏反应，需要到医院皮肤科就诊。

11.色素痣周围的皮肤突然变白了是怎么回事？

这是晕痣，是免疫细胞攻击色素痣后损伤了周围正常的黑素细胞引起的。晕痣可能与黑素瘤、白癜风及发育不良痣等有关，老年人多发晕痣需要警惕黑素瘤。

12.色素痣手术切除后会留疤吗？会复发吗？

手术会破坏皮下脂肪层，一般都会留疤，因此应尽量采用美容缝合方法，减小瘢痕。切除彻底的色素痣复发概率很小。

13.足底的色素痣都建议手术切除吗？其他摩擦部位的色素痣都需要手术切除吗？

理论上，足底和身体其他摩擦部位的色素痣发生恶变的概率要大于其他部位的痣，因此建议尽量手术切除。但色素痣恶变的概率非常低，如果不切除，则需要定期观察色素痣的颜色和大小等，只要没有明显变化，可以不切除。但临床经验告诉我们，早期切除是一劳永逸的事情，受益较大。

14.儿童指甲上长了黑色条纹怎么办？

儿童指甲的黑色条纹大部分都是甲母痣、甲雀斑样痣等良性病变，发生黑素瘤的风险非常低，不建议过于激进的手术治疗，建议每半年至一年到医院做皮肤镜随访。

15.先天性的色素痣都建议手术切除吗？

如果色素痣影响美观或快速增大，建议手术切除。如果色素痣形态稳定，可以不切，只需要定期随访。

16.得了巨大的先天性色素痣怎么办？

建议去医院的整形美容外科接受早期手术处理，因为先天性巨痣发生恶变的风险会升高,也会严重影响美观。

17.蓝痣是什么?

蓝痣是色素痣的一种特殊类型,皮疹颜色呈均匀的钢灰色或蓝色,痣细胞全部位于真皮层内。蓝痣中的细胞型蓝痣的恶变风险相对较高,建议手术扩大切除。直径小于1厘米的蓝痣,皮疹形态如果比较稳定,则观察随访即可。

恶性黑素瘤

1.皮肤恶性黑素瘤有什么表现?

黑素瘤的表现是多种多样的,可以是原有的痣在形状、大小、颜色等方面出现改变,如自发破溃、疼痛或出血,周围出现新发小痣。皮肤上出现的新发的快速生长的黑素斑也可能是恶性黑素瘤,尤其是40岁以后出现的。

2.恶性黑素瘤的诱因是什么?

恶性黑素瘤可能与遗传基因、白色皮肤、强烈的间断性日光暴露、发生水疱的日晒伤、多发痣超过50个、免疫抑制等因素有关。

3.怎么预防恶性黑素瘤?

从儿童期就开始严格防晒,避免日晒伤,避免搔抓和摩擦刺激原有色素痣,避免应用药物、激光、冷冻等不恰当的治疗方法来祛痣。30岁以上发现皮肤新发黑痣和15岁以上发现指(趾)甲的黑线应及时去医院就诊。

4.恶性黑素瘤都是痣恶变形成的吗?

黑素瘤只有不到三分之一是由痣恶变形成的,绝大部分黑素瘤都是原发的,即一开始就是黑素瘤。

5.手足恶性黑素瘤治疗需要截肢吗?

目前,医学研究表明,截肢并不能减少黑素瘤复发和转移的风险,因此现在的手术原则是尽量在安全范围内扩大切除黑素瘤皮疹的范围,不主张截肢。但是,如果是指(趾)末端发生的黑素瘤,则建议进行末端截指(趾)。

6.恶性黑素瘤容易转移吗?

原位的黑素瘤和Ⅰ期黑素瘤(早期)一般不发生转移,但是侵犯真皮及以下的黑素瘤的转移风险较高。

7.成人甲上长了黑条纹该怎么办?

如果多个甲上都出现了黑条纹,一般不考虑黑素瘤。如果是单个甲上发现黑色条纹,则应该及时去医院就诊,可以先行无创皮肤镜检查,如果怀疑恶性,则需要手术切除＋病理进一步明确诊断。

8.指甲上发生的恶性黑素瘤有什么表现?

一般,黑色条纹较宽,直径大于3毫米,颜色不均匀,不停向周围扩大,可伴有甲板破坏,甲根部皮肤或周围皮肤出现不规则黑斑。

9.为什么有人说恶性黑素瘤是"癌中之王"?

黑素瘤侵袭性高,发病隐匿,不容易引起患者的重视,有家族遗传风险,很多患者发现黑素瘤时就已经是晚期,肿瘤已经多处转移,而且没有特别有效的治疗方法,病死率高,因此被称为"癌中之王"。

湿疹样癌

1.湿疹样癌有什么表现?

湿疹样癌好发于乳房、腋窝和外阴等部位,一般开始时单侧发生,外观类似湿疹,但持续进展,不能自愈,一般很少有瘙痒等不适症状。

2.如何鉴别湿疹样癌与湿疹?

湿疹一般对称发生,瘙痒比较明显,皮疹进展较迅速,有自愈—复发的现象。湿疹样癌一般单侧发生,缓慢进展,多年不愈,很少瘙痒。组织病理活检＋免疫组化检查可以进行鉴别。

3.湿疹样癌与内脏癌有关系吗?

湿疹样癌可以单发于皮肤,但乳房湿疹样癌可以合并乳腺癌,外阴湿疹样癌(也叫"乳房外湿疹样癌")可以合并直肠癌和宫颈癌等。

瘢痕疙瘩

1.什么是瘢痕疙瘩?

瘢痕疙瘩俗称"疤痕疙瘩",是皮肤伤口愈合或不明原因所致皮肤损伤愈合后所形成的过度生长的异常瘢痕组织。瘢痕疙瘩表现为病变超过原始皮肤损伤范围,持续性生长,高起皮肤表面、质硬韧、颜色发红的结节状、条索状或片状肿块,周围呈蟹足状。可伴瘙痒、疼痛等不适症状,也可以没有任何自觉症状,有一定的遗传概率。身体任何部位都可能发生瘢痕疙瘩,但最常见于耳垂、下颌角、上胸背部和双上臂外侧,而眼睑、面部中央及外生殖器部位很少发生瘢痕疙瘩。

2.为什么会长瘢痕疙瘩?

有遗传背景因素(很多有家族史)、肤色深的人更容易长瘢痕疙瘩,手术或者外伤刺激也会诱发,也有自发形成者。

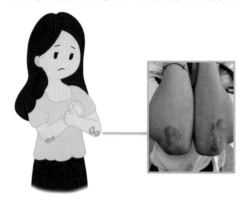

预防措施:避免非必要的手术及创伤性美容项目,如打耳洞。尽量避免外伤。少吃甜食和脱脂牛奶,减少前胸部和上背部毛囊炎及痤疮的发生,避免自行用手挤压这些部位的毛囊炎及痤疮。告知手术医师自己的瘢痕疙瘩病史,尽量采取预防瘢痕形成的手术方式。

3.瘢痕疙瘩做激素封闭治疗,什么时候可以停药?

瘢痕疙瘩完全萎缩变平或者连续治疗三次瘢痕疙瘩无明显改善就可以停药。激素封闭可以引起局部毛细血管扩张、继发感染、皮肤萎缩变薄、色素减退等不良反应,很少引起全身不良反应。

4.瘢痕疙瘩会恶变吗?

恶变风险较低,但如果反复破溃感染,可能恶变成为皮肤鳞状细胞癌、肉瘤等。

5.瘢痕疙瘩瘙痒明显时该怎么办?

可以局部激素封闭、局部外用药物、口服抗组胺药物如曲尼司特等。

6.瘢痕疙瘩需要怎么治疗?

(1)激光治疗:红色的、炎症明显的瘢痕疙瘩可以配合激光治疗。
(2)冷冻治疗:较小的瘢痕疙瘩也可以尝试做冷冻治疗。
(3)同位素敷贴治疗:可以在医生的建议下选择放疗和同位素敷贴治疗。
(4)涂药治疗:可以配合外用药物治疗,如硅酮制剂、糖皮质激素药膏、免疫抑制剂、某些中成药等,需要在医生的指导下使用。
(5)不建议单纯手术切除。单纯手术切除有越切越大的风险,建议术后配合放疗、电子束照射、激光、药物等综合疗法。

7.瘢痕疙瘩需要忌口吗?

如无明显瘙痒疼痛症状,则无须忌口。如果瘙痒疼痛明显,需要忌食辛辣刺激性食物、甜食、酒精饮料等。海鲜与牛羊肉需要根据个人情况决定是否需要忌食,不要盲目忌口。

8.瘢痕疙瘩会一直不停生长吗?

不会。当瘢痕疙瘩长到一定程度就会进入稳定期,而停止向外扩大生长。

软纤维瘤

1.软纤维瘤的表现是什么?

软纤维瘤俗称"皮赘",也叫"软垂疣",好发于颈部,为腋窝和腹股沟等部位的质软带蒂肿物,一般无明显不适症状。可以单发也可以多发,为肤色或深色,一般不会遗传。

2.如何治疗软纤维瘤?

软纤维瘤一般不需要治疗,但也不会自行消失。若为了美观,蒂比较细时可以选择激光、电离子、液氮冷冻等治疗;蒂比较宽时,建议手术切除。

自行用头发和丝线结扎、用剪刀祛除及外涂无花果汁容易造成疼痛、继发感染、治疗不彻底等,痛苦比较大,不建议采用。

3.软纤维瘤为什么突然疼痛变紫?

一般,这种情况是蒂内的血管出现缺血坏死所致,不会恶变,有可能会复发,尤其是当合并糖尿病、高血脂、高血压、高尿酸等代谢异常疾病时。

脂肪瘤

1.脂肪瘤有什么表现?

脂肪瘤为身体有脂肪部位的皮下包块,质软,可推动,单个或多发,一般无自觉症状,有时伴发疼痛。

2.脂肪瘤的诱因是什么?

遗传、全身脂代谢异常、慢性炎症等。

3.如何治疗脂肪瘤?

如果没有明显不适症状,不影响功能,瘤体未迅速增大,可以不治疗;也可以手术或者脂肪抽吸治疗,但容易复发。若瘤体大,影响美观和压迫重要脏器,生长快速,则建议手术切除。

4.脂肪瘤疼痛正常吗?

血管脂肪瘤可能会导致疼痛,脂肪瘤侵犯或者压迫神经时,以及发生炎症反应时也可能出现疼痛,应该及时去医院就诊。

5.脂肪瘤会恶变吗?

脂肪瘤一般不会恶变。极少数出现突然增大疼痛,变硬等,需要判断是否恶变成为脂肪肉瘤,应该及时去医院就诊。

6.脂肪瘤会一直长大吗?

脂肪瘤一般不会持续长大,部分可发展成较大的脂肪瘤,压迫或影响周围器官功能。

7.得了脂肪瘤应该看皮肤科还是外科?

表浅的、较小的脂肪瘤应该看皮肤科;较大的深在性脂肪瘤应该看普通外科。

蕈样肉芽肿

1.蕈样肉芽肿的表现是什么?

蕈样肉芽肿是最常见的一种皮肤 T 细胞淋巴瘤,经典的有红斑期、斑块期和肿瘤期三个时期,一般进展比较缓慢,需要数年到数十年才能进入肿瘤期。早期皮疹像湿疹或银屑病样损害,瘙痒顽固难治。肿瘤期一般是半球形肿块,中央可以破溃。蕈样肉芽肿的皮疹可以模拟其他皮肤病的表现,所以被称为"万能模仿者"。

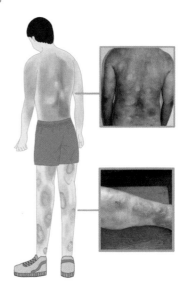

2.早期蕈样肉芽肿如何与湿疹鉴别?

蕈样肉芽肿的皮损一般比较干燥,没有出水情况,对常规治疗反应不佳,不易消退,皮疹多位于非曝光部位。湿疹的皮损可能会有急性水疱出水,对常规治疗反应较好,皮疹容易完全消退,一般对称发生。

3.为什么蕈样肉芽肿需要多次活检病理检查?

早期组织病理表现是不典型的,不能确诊蕈样肉芽肿,需要间隔一段时间进行多次活检病理,找到典型的病理改变,才能确诊。

4.蕈样肉芽肿患者是否有生命危险?

经典的蕈样肉芽肿从红斑期到肿瘤期需要数年至数十年的时间,属于低度恶性淋巴瘤,对生命影响不大。但是,进入肿瘤期以及某些特殊类型的蕈样肉芽肿可能会侵犯多个脏器,患者有生命危险。

5.如何治疗早期蕈样肉芽肿?

对于早期蕈样肉芽肿,可以应用窄谱中波紫外线照射治疗、电子束照射治疗、外用氮芥、糖皮质激素、维 A 酸类药物等温和治疗,一般都能获得比较好的控制。早期蕈样肉芽肿禁忌系统化疗,会导致其快速进入肿瘤期,进而影响患者最终寿命。

6.蕈样肉芽肿能治愈吗?

蕈样肉芽肿一般不能彻底治愈,但是,在医生的正确管理下,绝大部分患者均能得到良好控制,不影响最终寿命。

7.蕈样肉芽肿的皮损会自行消退吗?

部分红斑和斑块可以自行消退,但会复发,而且绝大部分肿瘤期皮疹不能自行消退。

(于海洋)

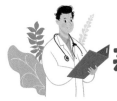

系统性疾病的皮肤表现

1.皮肤病变与内脏疾病有关系吗?

人体作为一个有机整体,皮肤病变与内脏疾病有密切关系。一方面,皮肤是内脏的一面镜子,许多内脏疾病有相应的皮肤表现,这些皮肤表现是我们诊断内脏疾病的线索,如系统性红斑狼疮既有内脏损害,也有皮肤表现。另一方面,皮肤病也会引起内脏疾病,如红皮病可引起心力衰竭。

系统性疾病的皮肤表现

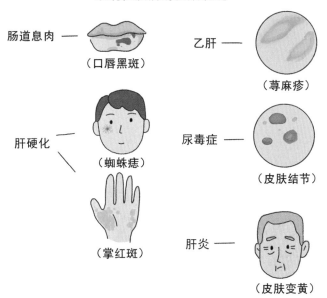

肠道息肉 —— （口唇黑斑）

乙肝 —— （荨麻疹）

肝硬化 —— （蜘蛛痣）

尿毒症 —— （皮肤结节）

（掌红斑）

肝炎 —— （皮肤变黄）

2.口唇黑斑与肠道息肉有关吗?

儿童期出现的口唇黑斑往往与肠道息肉有关,见于口周色素沉着肠道息肉综合征,该病是常染色体显性遗传,患者在出生时或儿童期出现口唇黑斑,黑斑也可累及口腔黏膜、面部、手足等部位,数量不一,从数个至数百个。肠道息肉出现较晚,一般10～30岁出现多发性肠道息肉,有恶变倾向。成人期出现的口唇黑斑一般与肠道息肉无关。

3.肠道疾病会有皮肤表现吗?

肠道炎症性疾病如克罗恩病和溃疡性结肠炎常有皮肤表现,可伴有坏疽性脓皮病、急性发热性嗜中性皮病、结节性红斑、口腔溃疡、增殖性脓性皮炎/脓性口炎、皮肤血管炎等,克罗恩病还可出现口腔黏膜鹅卵石样外观、肛周脓肿、窦道和瘘管、无痛性肛裂等。

4.皮肤变黄就是肝炎吗?

皮肤变黄可由血中胆红素升高引起,胆红素由红细胞中的血红蛋白转化而来,各种溶血性疾病均可导致大量红细胞破坏,血中胆红素升高,使皮肤、巩膜呈现黄色,称为溶血性黄疸;各种肝脏疾病如病毒性肝炎、肝硬化、中毒性肝炎等可导致肝细胞对胆红素的摄取、代谢能力下降,使血中胆红素升高,称为肝细胞性黄疸;一些肝胆疾病引起胆汁淤积,胆汁中的胆红素反流入血,使血中胆红素升高,称为胆汁淤积性黄疸。另外,短时间内食用大量橘子、胡萝卜、南瓜、芒果等可导致血中胡萝卜素浓度升高,使手掌、足跖甚至全身皮肤变黄(巩膜不会变黄),称为橘黄症。

5.肝硬化有哪些皮肤表现?

肝硬化可有瘙痒、蜘蛛痣、掌红斑、皮肤色素沉着、紫癜、黄疸、黄瘤、白甲、腹壁静脉曲张等皮肤表现,男性腋毛、阴毛减少,或阴毛分布变为女性型。

6.乙型肝炎有哪些皮肤表现?

乙型肝炎可引起荨麻疹、血管性水肿、过敏性紫癜、扁平苔藓、结节性多动脉炎、混合性冷球蛋白血症、儿童丘疹性肢端皮炎、皮肤小血管炎等。

7.胰腺疾病有哪些皮肤表现?

胰腺炎可引起脂膜炎、脂肪坏死、网状青斑等,急性出血性胰腺炎腹壁皮肤可呈青紫色;胰高血糖素瘤可引起坏死松解性游走性红斑、舌炎、口角炎;胰腺癌可引起游走性血栓性静脉炎。

8.尿毒症患者为什么会有瘙痒症状?

顽固性皮肤瘙痒是尿毒症患者的常见症状,严重影响患者的生活质量,其发生机制尚不明确,可能与继发性甲状旁腺功能亢进、钙磷代谢紊乱、维生素 A 过多、皮肤中肥大细胞增生、组胺释放、内源性阿片系统紊乱、周围神经病变等有关。另外,体内代谢产物如胍类蛋白质代谢产物的蓄积也可引起皮肤瘙痒。

9.尿毒症患者为什么皮肤会变黑?

尿毒症患者可有弥漫性色素沉着,与组织中 β-促黑素增多有关。β-促黑素由垂体分泌,主要在肾脏代谢,尿毒症患者对 β-促黑素的代谢能力下降,导致血液和组织中 β-促黑素升高。

10.尿毒症患者出现皮肤结节是怎么回事?

尿毒症患者由于慢性剧烈瘙痒而持续搔抓皮肤,导致表皮和真皮浅层损伤,真皮胶原纤维通过表皮穿出,称为获得性穿通性皮病,表现为全身泛发的丘疹和结节。

11.血液透析后为什么皮肤出现水疱?

16%血液透析的患者可出现水疱或大疱,见于日光暴露部位,手背尤其多见,可能是血液透析诱发的迟发性皮肤卟啉病或假性卟啉病。

12.肾移植后有哪些皮肤表现?

肾移植后,由于患者长期应用免疫抑制剂,机体免疫力会下降,容易发生感染,包括细菌感染如毛囊炎、疖、丹毒等,真菌感染如手足癣、花斑糠疹、念珠菌病等,以及更为常见的病毒感染如寻常疣、扁平疣、单纯疱疹、带状疱疹等。另外,皮肤肿瘤的发病率也升高,如日光性角化病、鳞状细胞癌、基底细胞癌等。

13.痛风患者为什么会出现皮肤结节?

痛风患者血中尿酸升高,尿酸盐结晶沉积于真皮或皮下组织,形成痛风石,表现为皮色、黄白色或红色丘疹、结节,好发于耳轮、指趾关节等部位,可伴有红肿热痛。痛风石破溃后排出白色石灰样物质。

14.缺铁性贫血患者有哪些皮肤表现?

缺铁性贫血表现为皮肤黏膜苍白、干燥,头发变细或出现脱发,甲改变包括匙状甲、薄甲、脆甲等,另外可有口角炎、舌炎等。

15.恶性贫血有哪些皮肤表现?

恶性贫血是由维生素 B_{12} 缺乏引起的,患者常有舌炎,舌呈深红色,称为牛肉舌。恶性贫血与白癜风有密切相关性,二者常伴发。另外,恶性贫血患者常出现白发、灰发。

16.真性红细胞增多症有哪些皮肤表现?

真性红细胞增多症可有皮肤黏膜颜色改变,呈明显紫红色,有时为青紫色,多见于面颊、口唇、耳、鼻尖、颈部、四肢远端等部位,口腔黏膜和舌呈深红色,眼结膜可充血。另外,可有皮肤瘀斑、牙龈出血、肢端动脉痉挛、红斑肢痛症、全身瘙痒等表现。

17.风湿性心脏病有哪些皮肤表现?

风湿性心脏病急性期可出现环状红斑,一般无瘙痒,肘膝关节附近出现皮下结节,其他表现有紫癜、结节性红斑、荨麻疹、网状青斑等。

18.细菌性心内膜炎有哪些皮肤表现?

50%的细菌性心内膜炎患者出现皮损,包括詹韦损害、奥斯勒结节、甲下裂片状出血、紫癜等。詹韦损害是发生于双手鱼际和小鱼际、指尖和足趾跖面的无痛性红斑、紫癜或结节。奥斯勒结节是发生于指(趾)远端的疼痛性结节,为红色或紫色。

19.杵状指是如何产生的?

杵状指是指手指或足趾末端增生、肥厚,常见于慢性肺病(肺结核、支气管扩张、脓胸、肺癌等)、心脏病、肝硬化、溃疡性结肠炎、克罗恩病等。杵状指的发生机制可能与慢性缺氧、代谢障碍有关,缺氧时肢体末端毛细血管增生、纤维结缔组织增生,导致指(趾)末端膨大。单侧或单指杵状指与局部血管病变有关,如动脉瘤、动静脉瘘。

20.肺结核有哪些皮肤表现？

肺结核可引起寻常狼疮、结节性红斑、瘰疬性苔藓、硬红斑、丘疹坏死性结核疹、杵状指等。

21.库欣综合征有哪些皮肤表现？

库欣综合征是由肾上腺皮质分泌过量的糖皮质激素引起的，长期服用糖皮质激素可以导致外源性库欣综合征。典型表现为圆脸，锁骨上窝、颈背部和腹部脂肪堆积增多，呈满月脸、水牛背、向心性肥胖、四肢瘦小。皮肤萎缩变薄，下腹部、大腿内外侧等处出现紫纹（萎缩纹），血管脆性增加，轻微损伤即可引起瘀斑。另外，还有痤疮、皮肤油腻、多毛等表现。

22.艾迪森病有哪些皮肤表现？

艾迪森病即原发性慢性肾上腺皮质功能减退症，几乎所有患者均有全身弥漫性色素沉着，在面部、四肢、腋窝、会阴、乳头乳晕、下腹部中线、瘢痕等处尤为显著。口唇、口腔黏膜有大小不等的点状、片状色素沉着，甲板亦可变黑。青春期后女性可有腋毛、阴毛减少或脱落。

23.甲亢有哪些皮肤表现？

甲亢患者由于出汗多，常见皮肤湿热。甲亢患者毛发细软，可有弥漫性脱发，并容易合并斑秃、白癜风等皮肤病。少数患者会出现胫前黏液性水肿，多发生在胫骨前下 1/3 部位，表现为皮肤增厚变粗，有凹凸不平的斑块或结节。

24.甲减有哪些皮肤表现？

由于汗液及皮脂分泌减少，引起皮肤干燥脱屑，可伴有瘙痒。皮肤色泽苍白，皮温低。甲生长缓慢，变薄变脆。毛发稀疏，生长缓慢，头发、胡须、腋毛、阴毛、眉毛均可脱落。面部及肢体末端可出现黏液性水肿。

25.多囊卵巢综合征有哪些皮肤表现？

多囊卵巢综合征患者体内雄激素升高，刺激皮脂腺分泌，患者有显著皮脂溢出、皮肤油腻、皮肤质地粗糙、毛孔粗大，往往伴有严重痤疮。鼻唇沟及鼻翼两侧潮红。年轻女性面颊部、上唇处和鬓角处长出毛发来，严重者满唇部均长有胡须。四肢可有长毳毛,甚至手指背上也长出长毳毛。阴毛浓密且呈男性型倾向,延及肛周、腹股沟或腹中线。另外,常有黑棘皮病,表现为颈后、腋窝、乳房下、腹股沟等处皮肤增厚,呈现天鹅绒样,有灰黑色色素沉着。部分患者出现雄激素性脱发。

26.糖尿病有哪些皮肤表现?

约30%的糖尿病患者合并皮肤损害。微血管障碍、神经损害、代谢障碍均可引起皮肤病变。

(1)糖尿病足:早期表现为肢端感觉异常,包括触觉、温度觉和痛觉异常,通常呈袜套样分布,首先累及肢体远端,然后向近端发展。运动神经病变表现为足肌萎缩,出现爪状趾畸形。自主神经受累表现为皮肤排汗减少,皮肤干燥,毛发脱落,后期可出现溃疡、感染、坏疽、甲营养不良等。

(2)糖尿病性大疱:起病突然,多在四肢出现类似烫伤的紧张性大疱,周围无炎性反应,大疱为0.5～10厘米大小,壁薄透明,局部不痒不痛,2～5周痊愈,大多愈后不留瘢痕,少数愈后有瘢痕。

(3)糖尿病性类脂质渐进性坏死:女性多见,好发于胫前,也可发生于其他部位。表现为黄色圆形或椭圆形硬性斑块,大小不等,边缘为紫色,中央略凹陷,表皮发亮,触之较硬。

(4)发疹性黄瘤:为突然发生的黄色丘疹,在肘膝伸面、臀部和躯干等处群集分布,质地较硬,丘疹周围可有轻度炎症。一般无自觉症状,慢性经过。

(5)播散性环状肉芽肿:手足背、颈、胸背上部等部位出现多发性小丘疹,为皮色或淡红色,排成环形,中央凹陷,周围隆起,一般无自觉症状。

(6)糖尿病性硬肿病:多见于中年以上的肥胖糖尿病患者。颈后部、上背部、肩部及颜面皮肤呈非凹陷性肿胀硬化,色淡红或苍白,表面有光泽。

(7)皮肤瘙痒症:约40%糖尿病患者出现全身瘙痒,可能与自主神经功能减弱、出汗减少、皮肤干燥等有关。

另外,糖尿病患者易出现皮肤感染,包括细菌感染(如疖、痈、毛囊炎、汗腺炎、蜂窝织炎等)和真菌感染。真菌感染最常见的是念珠菌感染,如女阴炎、龟头炎、口角炎、甲沟炎等,其次是皮肤癣菌感染,如手足癣、股癣、甲癣等。

27.高脂血症有哪些皮肤表现?

高脂血症可引起脂质沉积在皮肤组织,形成黄瘤,包括扁平黄瘤、结节性黄瘤、发疹性黄瘤等。扁平黄瘤主要见于眼睑、掌纹,少数泛发于面部、颈部、躯干、上肢,为橘黄色扁平丘疹,米粒至黄豆大小,边界清楚,质地柔软,通常发展缓慢。结节性黄瘤好发于肘、膝、指节伸侧和臀部,单发或多发。发疹性黄瘤表现为群集的黄色小丘疹,好发于躯干四肢。

28.妊娠后为什么皮肤会变黑?

几乎所有孕妇均可出现色素沉着,与孕期脑垂体分泌促黑素细胞激素增加有关。色素沉着多见于乳头、乳晕、脐周、腹部正中线、阴唇及肛周等处,严重者可呈弥漫性色素沉着,这种色素沉着一般在生育后可逐渐自行缓解。

29.妊娠期为什么会出现黄褐斑?

妊娠后出现黄褐斑与孕期雌激素、孕激素升高有关,这种黄褐斑可在妊娠后减轻甚至消失,但也可能持续存在,再次妊娠可导致色素加深或再次出现。

30.妊娠后皮肤出现色素痣怎么办?

孕期脑垂体分泌的促黑素细胞激素增加,使皮肤中的黑素细胞功能活跃,产生更多黑色素,导致原有色素痣增大、颜色加深,甚至出现新的色素痣,这些均属于妊娠期生理性变化,不必担心。

31.妊娠后为何出现皮肤瘙痒?

很多孕妇会出现皮肤瘙痒,但没有皮疹,称为皮肤瘙痒症。有些皮肤瘙痒是非特异性的,如皮肤干燥可引起瘙痒,有些与妊娠有关,如妊娠胆汁淤积症。妊娠胆汁淤积症的主要表现为皮肤剧烈瘙痒,一般发生于脚心和掌心,也可蔓延全身,夜间瘙痒程度比白天剧烈;有的会出现皮肤黄疸,甚至伴有肝功能损害;瘙痒在妊娠最后三个月最严重,分娩后消失。化验检查会发现血中胆汁酸升高。该病可能造成胎儿早产、宫内窘迫、发育不良、慢性宫内缺氧,严重时甚至会发生死胎和死产。妊娠胆汁淤积症患者再次妊娠可能复发。

32.妊娠纹是如何产生的?

怀孕期间,肾上腺分泌大量糖皮质激素,增加了皮肤弹力纤维和胶原纤维的脆性,怀孕超过3个月者腹部开始膨隆,皮肤弹性纤维与胶原纤维被拉伸,当超过一定限度时,皮肤弹性纤维和胶原纤维发生断裂,在腹部皮肤上形成粉红色或紫红色的条纹,称为妊娠纹。除腹部外,其他部位如股内外侧、膝盖、臀部、腰骶等部位也可能出现妊娠纹。

33.妊娠会引起血管瘤吗?

血管瘤的发生与体内的雌二醇水平有关,妊娠期雌二醇水平明显增高,会诱发血管瘤,可累及皮肤和口腔黏膜。原有的血管瘤在妊娠期可能会增大。

34.妊娠期为什么会出现红斑并伴瘙痒?

妊娠期常见的瘙痒性皮肤病包括妊娠特应疹和妊娠多形疹。妊娠特应疹与过敏体质及妊娠期免疫失衡有关,多在妊娠早期发病,表现为原有湿疹加重或出现新发的湿疹或痒疹,血清 IgE 水平常升高,对胎儿没有不良影响,再次妊娠时红斑瘙痒常复发。妊娠多形疹可能与妊娠晚期腹部皮肤快速牵拉导致结缔组织损伤有关,主要见于初产妇,多在妊娠晚期或产后不久发病,表现为水肿性丘疹、斑块、红斑、水疱等,伴有明显瘙痒,通常始发于腹部妊娠纹,逐渐波及其他部位,但一般不累及肚脐、面部和掌跖,对胎儿没有影响,再次妊娠一般不复发。

35.妊娠期手掌发红是怎么回事?

由于妊娠期体内雌激素升高,引起手掌部位血管扩张,形成掌红斑,主要分布于大鱼际、小鱼际,严重者整个手掌弥漫性分布红斑,一般不累及手指。

(曲才杰)

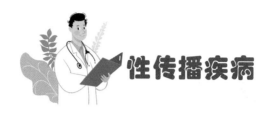

性病相关知识概述

1.什么是性病?

性传播疾病简称"性病",顾名思义指主要通过性接触,或类似性行为及间接性接触传染的一组疾病。性病不仅可引起泌尿生殖系统病变,还可通过淋巴系统侵犯泌尿生殖器官所属的淋巴结,甚至通过血行播散侵犯全身各重要组织和器官。性病严重危害患者身心健康,给患者个人、家庭和社会带来极大负面影响。

我国2013年新修订的《性病防治管理办法》规定的性传播疾病主要包括梅毒、淋病、生殖道沙眼衣原体感染、尖锐湿疣、生殖器疱疹和艾滋病六种疾病。广义性传播疾病还包括软下疳、性病性淋巴肉芽肿、生殖支原体尿道炎(宫颈炎)、生殖系统念珠菌病、阴道毛滴虫病、细菌性阴道炎、阴虱病、疥疮、传染性软疣、乙型肝炎、阿米巴病和股癣等疾病。

2.性病是怎么传播的?

性病可通过多种途径传播,主要包括以下几种:

(1)性接触传播:是主要传播方式,占95%以上,包括异性或同性性交(主要是男男同性性行为);口交、接吻、触摸等其他类似性行为,可能会增加感染概率。

(2)血液和血液制品传播:输入性病感染者的血液或血液制品,以及与静脉吸毒者共用注射用具,发生血液、体液交换。

(3)母婴垂直传播:患病的母亲通过胎盘感染胎儿,如胎儿宫内感染梅毒,产后胎儿可患先天性梅毒;生殖器疱疹、沙眼衣原体在分娩时可通过产道感染胎儿。

(4)间接接触传播:指通过接触被污染的衣物、公用物品或共用卫生器具等传染。

(5)医源性传播:被污染的医疗器械经体格检查、注射、手术等方式感染他人;医务人员在医疗操作过程中因防护不当而自身感染。

(6)通过器官移植、人工授精等途径传播。

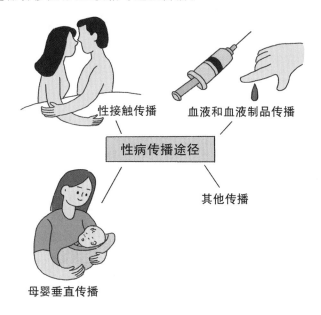

性接触传播

血液和血液制品传播

性病传播途径

其他传播

母婴垂直传播

3.得了性病有什么危害吗?

不论是男性还是女性,一旦确诊感染性病,都会对患者的身心健康产生或轻或重的危害,常见生殖器炎症、感染、皮肤损害等,严重时还会导致全身系统性疾病,甚至危及生命。同时,性病也有传染给性伴侣或配偶的风险,还会引发家庭矛盾及影响社会和谐。

性病对女性的影响更大。如果不及时治愈,可引发盆腔炎、输卵管炎、宫颈炎等,还可能影响生育,造成不孕不育、流产、早产、死产等并发症。尖锐湿疣还会诱发女性宫颈癌。

性病可危害下一代。性病使胎儿生长迟缓、大脑发育不良、畸形、智力低下等,先天性梅毒、新生儿淋病性眼结膜炎、沙眼衣原体感染等疾病都会对胎儿的健康产生较大不利影响。

4.如何避免性病?

性病不仅是医学问题,也是一个社会问题,医学知识的普及、人们防病意识的提高和有效的防治措施等综合治理具有十分重要的作用。性病防治是个系统工程，既需要国家政策支持，又需要多部门合作、全社会广泛参与。

社会需加强性病危害防治的宣传教育，完善相关法律保障。我国政府历来对性传播疾病的防治高度重视。新中国成立后，政府采取一系列有力措施，几乎消灭了性病，随着改革开放以来全球化交流往来的频繁，性病又死灰复燃。要对性病医疗市场进行干预和规范，对感染者进行正规治疗。个人需要洁身自好，采取安全性行为，一旦得了性病，需要及时治疗，同时注意性伴侣同治，防治交叉感染，预防性病传播。

5.发生在生殖器部位的疹子都是性病吗？

性病多会在外生殖器部位出现一些疹子，某些具有一定的特征，如硬下疳是一期梅毒的特征性表现。是不是发生在生殖器部位的疹子都是性病呢？答案当然是否定的，需要结合病史、实验室检查，与其他皮肤疾病相鉴别。

梅毒有"模仿大师"的外号，可以表现为很多皮肤病，一期梅毒需与固定性药疹、软下疳、白塞病、生殖器部位肿瘤等鉴别；二期梅毒需与玫瑰糠疹、寻常型银屑病、病毒疹、药疹、皮肤淋巴瘤等鉴别；三期梅毒应与皮肤结核、麻风、皮肤肿瘤鉴别，神经梅毒还要与中枢神经系统疾病或精神性疾病鉴别，等等。淋病要与非淋菌性尿道炎、霉菌性阴道炎或滴虫性阴道炎鉴别。尖锐湿疣应与阴茎珍珠样丘疹、阴茎系带旁丘疹、皮脂腺异位症等鉴别，这些疹子醋酸白试验阴性。生殖器疱疹应与接触性皮炎、带状疱疹、白塞病等鉴别。艾滋病的皮肤表现更为复杂，多种多样。因此，当生殖器部位出现不明原因的疹子时，需要结合自己的病史，是否有不洁性接触史，及时就医，必要时还需要进行血液及病原学检查。

6.得过一次性病，会产生终身免疫吗？

人体对性病病原体没有终身免疫，得过一次性病后，如果再感染这些病原体，还会得性病。也就是说，性病患者的血液中无法产生针对这些病原体的保护性抗体，以至于会反复感染。

7.日常接触性病患者会被传染吗？

与患有性病的人共用碗筷、同床共眠、共用毛巾等一般不会感染性病，但有些性病是例外。例如，梅毒会导致硬下疳、扁平湿疣，生殖器疱疹会导致水疱、糜烂等，这时候传染性比较强，如果其他人的生殖器部位接触了被其污染的衣物、马桶等，可能会被感染上，尤其是儿童，免疫系统还不完善，更应当注意。

如果与梅毒、艾滋病患者发生如深吻这样的亲密接触,会造成口腔黏膜、牙龈出血,发生血液-体液交换,也可能会传染。如果一个患有口唇单纯疱疹的人,发生口-生殖器部位的接触,还会有交叉感染、发生生殖器疱疹的风险。

总之,日常接触基本上是不会传染性病的,但要注意做好防护,避免密切接触,以防发生交叉感染。

8.什么是性病的潜伏期?

性病的潜伏期,简单来说指从感染病原体到出现临床症状的一段时间,这个时期性病仍具有一定的传染性,可以通过血液检查、分泌物培养等方法检测到病原体。不同性病的潜伏期各不相同,短则几天,长则数年。下面就列举一下不同性病的潜伏期及常见表现:

(1)淋病:淋病的潜伏期多在 2～10 天,平均 3～5 天,可出现男性尿道口、女性宫颈口红肿、脓性分泌物,伴有尿痛。

(2)生殖器疱疹:初发患者潜伏期一般为 2～14 天,外生殖器部位出现红斑、簇集或散在分布的水疱,伴有烧灼样疼痛或瘙痒,也可能无明显不适。2～4天后,水疱形成糜烂或浅溃疡,后结痂自愈,需要 2～3 周。复发性的生殖器疱疹多在初次感染后 1～4 个月发作,症状相对会轻,持续 7～10 天,但当免疫力低时,仍会反复发作。

(3)梅毒:感染梅毒螺旋体后 2～4 周可出现硬下疳,如不治疗,也可自然消退而进入潜伏期;部分患者也可能数年处于潜伏状态,直到出现较严重的临床症状才被发现。

(4)尖锐湿疣:一般有 1～8 个月潜伏期,平均为 3 个月,皮疹可没有任何不适,或伴有轻微瘙痒,醋酸白试验阳性有助于诊断。

(5)艾滋病:急性感染可在接触艾滋病病毒后 1～2 周内出现,表现为发热、乏力、咽痛及类似流感样的全身不适症状,多在 1 个月内消退。无症状艾滋病病毒感染潜伏期可为数月至 20 年,平均 8～10 年,最终发展至艾滋病,导致患者死亡。

9.得了性病,日常生活中需要注意什么?

生活中一旦得了性病,在及时就医接受正规治疗的同时,首先要注意加强自我管理,预防交叉感染,如被污染的衣物要单独清洗、消毒,不与他人共用浴巾、毛巾等,戒烟戒酒,避免进食刺激性食物;其次,要尽量避免性生活,防止传染他人,必要时要做好保护措施,正确使用安全套;最后,要特别注意休息,适当运动,提高机体免疫力。为了免受性病的困扰,还是要尽量做到洁身自好,远离性病。

淋病

1.什么是淋病?

淋病是淋病奈瑟菌(简称"淋球菌")引起的,以泌尿生殖系统化脓性感染为主要表现的性传播疾病,人是其唯一宿主,主要传播途径为性接触传播、母婴传播、间接接触传播等。淋病传染性很强,可导致多种并发症。淋球菌的适宜生长条件为 35～36 ℃,离开人体后不易生长,60 ℃ 1 分钟内死亡;在完全干燥的环境中,1～2 小时死亡。

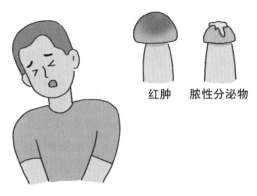

红肿　脓性分泌物

2.淋病的潜伏期是多长时间?

淋病的潜伏期较短,多为 2～10 天,平均 3～5 天,发病较急,受感染部位会出现相应的症状。

3.淋病有哪些临床表现?

(1)无并发症的淋病:①男性急性淋病:常见尿道口出现红肿、脓性分泌物,并伴有尿频、尿急、尿痛,少数可出现发热等全身不适症状。一般 10～14 天后症状逐渐减轻,如果没有及时治疗,会发生很多并发症。②女性急性淋病:60%患者可无明显症状,查体可出现尿道口及宫颈口红肿、脓性分泌物,也可伴有尿痛、尿急、尿频等症状。需要注意的是,女童由于免疫系统不完善,如果与患淋病的父母密切接触或共用浴室用具,可能会发生交叉感染。③淋菌性肛门直肠炎:多见于有肛交性行为者,尤其男性同性恋。部分女性可由淋菌性宫颈炎的分泌物感染肛门、直肠导致,表现为肛门瘙痒、有脓性分泌物等。④淋菌性咽炎:发生于有口交者,表现为急性咽炎或扁桃体炎,还可出现咽干、咽痛和吞咽痛。⑤淋菌性结膜炎:成人多为接触被分泌物污染的物品,新生儿多经母亲产道传染,表现为结膜充血水肿,脓性分泌物较多,严重时可发生角膜溃疡、穿孔,甚至失明。

(2)淋病并发症:如果治疗不及时或治疗不彻底,淋病会导致很多并发症。男性可发生淋菌性前列腺炎、淋菌性精囊炎、淋菌性附睾炎,如果发生输精管狭窄或梗阻,可导致不育;女性常见的并发症是淋菌性盆腔炎及附件感染,较重时可造成输卵管狭窄或闭塞,引起宫外孕、不孕等。

(3)播散性淋菌性感染:淋病发生播散可引起菌血症,临床表现有发热、寒战、全身不适,还可发生关节炎、心包炎及肺炎等,危害性较大。

4.如何确认是否得了淋病?

如果自己有不洁性接触史,性伴或配偶患有淋病且发生性行为,或怀疑接触被淋球菌污染的物品等,在潜伏期内出现淋病相关症状的时候,要及时到医院就诊,进行相应的检查。男性可取尿道内分泌物进行淋球菌涂片检查,必要时需进行淋球菌培养;女性由于阴道内存在其他常驻杂菌,需要取宫颈管内分泌物进行培养后方能确诊。当然,有经验的医生根据病史及临床表现也可做出初步诊断。

5.如何治疗淋病?

淋病发病较快,需及时正规治疗。对于淋菌性尿道炎、宫颈炎、直肠炎,可选择头孢曲松钠 250～1000 毫克肌内注射一次、大观霉素 2.0 克(宫颈炎时用 4.0 克)肌内注射一次;淋菌性咽炎、妊娠期淋病、成人淋菌性眼炎可以应用头孢曲松钠 250～1000 毫克,肌内注射一次;淋菌性盆腔炎、播散性淋病、淋菌性附睾炎、前列腺炎、精囊炎可选择头孢曲松 1.0 克/日肌内注射或静脉注射,或大观霉素 4.0 克/日,分两次肌内注射,疗程均在 10 天以上。如果是淋菌性脑膜炎或心内膜炎,则治疗时间更长。

沙眼衣原体性尿道炎

1.什么是衣原体?

衣原体是介于细菌和病毒之间的一种病原微生物,有数百种,但真正可以引起人类疾病的不多,主要是沙眼衣原体、肺炎衣原体和鹦鹉热衣原体。衣原体本身没有能量供应,需要依赖人体细胞提供能量,因此必须寄生在人体细胞内才能繁殖。沙眼衣原体根据其主要的外膜蛋白,分为 A～L 不同血清型,其中 A～C 血清型主要引起眼部感染,D～K 血清型引起生殖道感染,L1～L3 血清型主要引起性病性淋病肉芽肿。肺炎衣原体主要引起肺部感染。鹦鹉热衣原体主要因接触鸟类感染,可引起肺炎,严重时可导致败血症等全身感染。

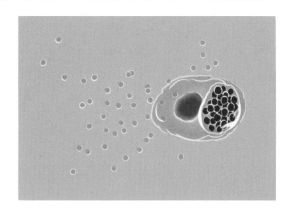

2.衣原体感染会引起尿道炎吗?

生殖道衣原体可引起泌尿系统感染,致病菌主要为沙眼衣原体,主要通过性接触传播,常引起上生殖道感染,是最常见的性传播疾病。临床表现复杂多样,症状轻微,临床过程隐匿,可长期迁延不愈,累及不同部位时临床特点各不相同。

3.得了沙眼衣原体性尿道炎会有哪些症状?

沙眼衣原体性尿道炎潜伏期为 1～3 周,有 50％以上的人可无症状。多发生在性活跃人群,主要经性接触感染,男性和女性均可发生,新生儿可经产道分娩时感染。男性尿道炎晨起时会发现尿道口有少量稀薄分泌物,类似鸡蛋清,黏在尿道口(表现成糊口现象)或内裤被污染,也会有尿道刺痒、刺痛或烧灼感,少数有尿频、尿痛、尿道口轻度红肿等;女性黏液性宫颈炎时可出现白带增多、宫颈水肿、糜烂等。半数以上患者可能不会出现临床症状,但具有传染性。新生儿经母亲产道分娩时可感染沙眼衣原体,引起结膜炎或肺炎。

如果感染治疗不及时或治疗不彻底,可发生很多并发症。男性上行感染可引起附睾炎、前列腺炎等;女性可引起输卵管炎、子宫内膜炎、宫外孕、不孕症等。

4.如何确定自己是否得了沙眼衣原体性尿道炎?

如果自己有不洁性接触史,性伴或配偶有沙眼衣原体性尿道炎,尤其出现沙眼衣原体性尿道炎(宫颈炎)临床表现时,需要及时到医院就诊。需要采集分泌物进行必要的衣原体核酸检测、细胞培养和抗原检测等检查。

5.得了沙眼衣原体性尿道炎该如何治疗?

沙眼衣原体性尿道炎的治疗原则是早期、足量、规律用药。推荐治疗方案:阿奇霉素 1.0 克一次顿服或多西环素 200 毫克/日,分两次口服,连服 7 天。替代方案可选药物有米诺环素、四环素、罗红霉素、克拉霉素、左氧氟沙星等。妊娠期仅可用红霉素或阿奇霉素,不宜用四环素类药物。新生儿衣原体眼结膜炎可选择红霉素干糖浆粉剂 50 毫克/(千克·日),分四次口服,2 周为一个疗程。新生儿出生后,将 0.5%红霉素眼膏或 1%四环素眼膏挤出立即涂抹入其眼中对衣原体感染有一定预防作用。

治愈的标准是患者的临床症状全部消失,用药结束 3～4 周衣原体检测阴性。

6.支原体包括哪些分型?

支原体也是介于细菌和病毒之间的一种病原微生物,它能独立生活,可以自己繁殖,所以不需要寄生在人体细胞中。这一点与衣原体不同。

现有六种人类致病支原体,包括肺炎支原体、人型支原体、生殖道支原体、隐匿支原体、发酵支原体和解脲支原体。肺炎支原体相对来说比较常见,会引起支气管肺炎,发病率相对来说也比较高,主要可表现为刺激性干咳,儿童多见,临床上可彻底治愈。解脲支原体、人型支原体、生殖道支原体主要引起泌尿生殖器感染,称为非淋菌性尿道炎;男性表现为尿道炎,女性表现为泌尿系感染、阴道炎和盆腔炎。发酵支原体可引起肺炎、败血症等全身感染。

尖锐湿疣

1.什么是尖锐湿疣?

尖锐湿疣又称"生殖器疣"或"肛门生殖器疣",是由人乳头瘤病毒(HPV)感染引起的,主要侵犯皮肤和黏膜部位,出现疣状增生性病变为主要表现的性传播疾病,生殖器 HPV 感染在皮肤科较为常见。尖锐湿疣通常无明显症状,偶有疼痛或瘙痒,高复发性是本病的特点。

2.尖锐湿疣是怎么引起的?

引起尖锐湿疣的人类乳头瘤病毒主要包括 HPV6、HPV11、HPV16、HPV18 等型。90%的尖锐湿疣由非致癌 HPV6 型或 HPV11 型引起,它可以通过性传播、密切接触、间接接触、医源性感染、母婴传播等途径引起传染致病。

3.什么是 HPV 亚临床感染及潜伏感染?

HPV 亚临床感染指已经感染了 HPV 病毒,但尚未出现疣体,需要借助阴道镜、尿道镜相关检查或 3%～5%冰醋酸外涂后才能发现病灶。

HPV 潜伏感染指 HPV 进入皮肤、黏膜后不引起任何临床表现,也不造成皮肤和黏膜组织结构改变,只能用分子生物学等方法检测出 HPV 存在的状态。

HPV 亚临床感染及潜伏感染均具有传染性,是尖锐湿疣反复发作的主要原因。

4.尖锐湿疣有哪些临床表现?

HPV 感染的潜伏期为 1～8 个月,平均为 3 个月,多见于性活跃的中青年。外生殖器及肛门周围皮肤黏膜为尖锐湿疣好发部位。男性多见于冠状沟、包皮、龟头、系带、尿道口、阴茎体、会阴,同性恋者多见于肛门及直肠内;女性多见于大小阴唇、阴道口、阴蒂、阴道、宫颈、会阴及肛周,少数患者见于肛门生殖器以外部位,如口腔、腋窝、乳房、趾间等。尖锐湿疣初起为单个或多个散在淡红色小丘疹,质地柔软,顶端尖锐,后渐增大、增多,疣体常呈白色、粉红色、污灰色,表面易发生糜烂、渗液、浸渍、破溃,合并出血及感染。多数患者无明显自觉症状,少数可有异物感、灼痛、刺痒或性交不适。

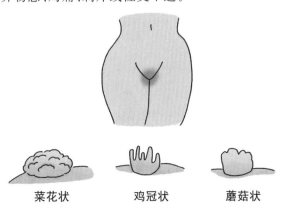

菜花状　　　鸡冠状　　　蘑菇状

5.尖锐湿疣会癌变吗?

尖锐湿疣有可能会导致癌变,但概率很低,因此尖锐湿疣的患者不必过于担心,但需要尽早、及时、规范治疗。HPV6 和 HPV11 通常会出现在良性和低度恶性的上皮内损害中,而很少引起肛门生殖器恶性病变。部分 HPV6 感染患者的疣体过度增生为巨大型尖锐湿疣,少数患者可发生癌变。

HPV5 和 HPV8 通常会在一种叫作疣状表皮发育不良疾病患者的鳞状上皮细胞癌病变中检测到。慢性炎症刺激和反复物理、药物刺激增加了尖锐湿疣鳞状细胞癌变的机会,表现为病变组织尖锐湿疣典型特征,兼具鳞状细胞癌改变,癌变细胞有更明显的增生活跃,出现典型的病理改变。尖锐湿疣迁延不愈及多次非规范治疗可能是其发生癌变的主要原因。

6.尖锐湿疣为什么反复发作?

尖锐湿疣的高复发性是其特点。HPV 感染上皮细胞后只能刺激机体产生一种相对较弱的免疫应答;HPV 不破坏被其感染的细胞,也不引起明显的炎症反应,因此不发生免疫应答,机体的免疫系统就会忽视 HPV 的感染。HPV 还可以通过多种方式干扰有效的细胞免疫应答,造成一些叫作 Th1 和 Th2 的细胞亚群平衡失调,病毒会逃避免疫细胞的“追杀”,从而导致免疫细胞不能有效清除病毒,导致尖锐湿疣迁延不愈和复发。

导致其复发的因素包括:人乳头瘤病毒亚临床感染和潜伏感染、机体免疫力低下、不良性行为、伴发其他性传播疾病、人乳头瘤病毒的病毒量、包皮过长等,这些综合因素导致尖锐湿疣反复发作。有研究发现,局部皮损部位的病毒含量在尖锐湿疣的复发中有一定作用,复发患者的局部病毒含量高于未复发者;皮损位于潮湿部位也会增加尖锐湿疣复发的风险。另有研究表明,尖锐湿疣的复发可能还与雌性激素水平、性伴侣的感染情况、治疗依从性及个体免疫状态等因素有关。

患者的不良精神情绪可影响机体的免疫功能,病毒复制增加;过度清洁皮损部位,破坏皮肤黏膜屏障,也容易引起尖锐湿疣复发。吸烟、酗酒、熬夜等不良生活习惯也会降低人体的免疫力,从而导致尖锐湿疣复发。

7.HPV 与宫颈癌有什么关系？

高危型 HPV 持续感染是宫颈癌的主要危险因素，几乎所有的宫颈癌都由 HPV 引起，其中大部分病例都由两种亚型的 HPV（HPV16 和 HPV18）引起，此外还有十多种亚型的 HPV 病毒可以导致宫颈癌，其中包括导致宫颈癌的第三大病毒亚型 HPV45 和第四大病毒亚型 HPV31；其他的还有 HPV33、HPV35、HPV39、HPV51、HPV52、HPV56、HPV58、HPV59、HPV66、HPV68 等。

8.感染了 HPV 就一定会得癌吗？

HPV 非常常见，和感冒差不多。有性生活的妇女一生中感染过一种 HPV 的可能性高达 40%～80%。换句话说，只要您敢去查，它就敢是阳性！您也别害怕，超过 80% 的 HPV 感染 8 个月内会自然清除，只有少数持续高危型 HPV 感染 2 年以上才有可能致癌。而高危型 HPV 的致癌过程是漫长的，HPV 感染—持续感染—癌前病变—癌症，通常要经历 10 年左右的时间，在此期间可能自愈，也可通过治疗而终结进程。

9.男性检测 HPV 有意义吗？

男性虽然也会感染 HPV，但不容易发病，却会传染给女性。研究发现，在男性外生殖器的冠状沟、龟头、阴茎以及阴囊等部位发现较高的 HPV 感染，但外生殖器和周边以及肛周等部位发生 HPV 相关肿瘤却很罕见。就男性自身而言，进行 HPV 检测，可提示是否有发生尖锐湿疣的风险，对预防和治疗女性 HPV 感染以及宫颈癌的预防也有一定的积极意义。

10.如何治疗尖锐湿疣？

目前，治疗尖锐湿疣主要是去除疣体及被 HPV 感染的组织，而不是针对 HPV。因此，目前尚没有一种理想的治疗方法可以有效解决尖锐湿疣复发问题，现阶段必须针对不同个体采取综合的防治策略，尽可能消除疣体周围的亚临床感染和潜伏感染，减少复发。治疗方法主要包括药物、冷冻、激光、光动力等，有时需要采取多种方法联合治疗，才能达到比较好的疗效，从而降低复发概率、提高治愈率。

11.注射 HPV 疫苗后还会得尖锐湿疣吗?

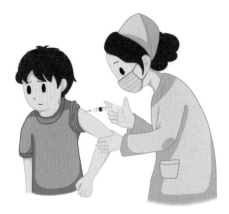

美国疾控中心认为 HPV 的保护期为 6 年,而且保护效果并不随着时间的推移而减弱。因为该疫苗在国内的上市时间不长,接种人数尚不够多,缺乏大样本有效数据,还需要更长的时间来观察,HPV 疫苗是否有更长的保护期甚至终生有效也只能留给时间来回答。除此之外,HPV 疫苗保护的只是疫苗中包括的 HPV 高危"价",对其他型 HPV 没有保护作用。因此,即使注射了 HPV 疫苗,也不等于上了保险,还是有得尖锐湿疣的风险。

12.HPV 筛查阳性,还能注射疫苗吗?

考虑到 HPV 可以反复感染,通常认为接种前无须检测体内有无 HPV 感染。但如果感染过 HPV 或者由此造成了宫颈病变,则另当别论,还是治疗转阴后再接种效果更好。当然,即使 HPV 阳性,注射疫苗对不是阳性的"价"还是有预防作用的。

13.注射 HPV 疫苗有什么不良反应吗?

HPV 疫苗导致不良反应的案例很少,症状也相对较轻微,常见的不良反应有注射部位出现红疹、肿胀及疼痛;除此之外还有头痛、体温升高、疲乏、肌痛等不良反应;比较严重的不良反应包括发热、恶心、晕眩、肌肉无力及麻痹。尽管有不良反应,但很少引起严重的不良后果。与所有疫苗一样,注射 HPV 疫苗绝对是利大于弊。

生殖器疱疹

1.生殖器疱疹是由什么引起的?

生殖器疱疹是由单纯疱疹病毒感染引起的,主要累及泌尿生殖器及肛周皮肤黏膜。HISV 分为 HSV1 和 HSV2 两型,生殖器疱疹主要感染 HSV2。

2.生殖器疱疹的临床表现是什么?

生殖器疱疹好发于 15～45 岁性活跃期男女,好发于生殖器及会阴部位,可分为初发性、复发性和亚临床三种临床表现类型:①初发性生殖器疱疹:潜伏期为 2～14 天,可出现簇集或散在分布的水疱、糜烂或形成浅溃疡,可伴有烧灼样疼痛或轻微瘙痒不适,经常会有腹股沟淋巴结肿痛、发热、头痛、乏力等全身症状,一般 2～3 周可愈合。②复发性生殖器疱疹:一般症状较轻,复发的水疱数目较少,7～10 天后可愈合,但会反复发作。③亚临床型生殖器疱疹:缺乏典型临床表现,可表现为生殖器部位的微小裂隙、溃疡、红斑等,可自愈,但反复出现。

3.如何治疗生殖器疱疹?

生殖器疱疹属于病毒感染性疾病,恢复情况与个体的自身免疫力有很大关系。因此,首先要避免过度饮酒、疲劳、感冒,保持规律的生活习惯,进行适当的体育锻炼,维持良好的心理状态可以减少生殖器疱疹复发。

生殖器疱疹可以靠患者自身免疫力自愈。进行抗病毒治疗可以选择阿昔洛韦或伐昔洛韦。对于初发性生殖器疱疹,可以考虑阿昔洛韦 400 毫克,口服,每日 3 次;或阿昔洛韦 200 毫克,口服,每日 5 次;或泛昔洛韦 250 毫克,口服,每日 3 次;或伐昔洛韦 1 克,口服,每日 2 次。

复发性生殖器疱疹如果每年发作次数较少,可以采用间歇性疗法,也就是在开始出现症状前兆时或有症状出现 1 天内用药,例如,阿昔洛韦 400 毫克,口服,每日 3 次;或阿昔洛韦 200 毫克,口服,每日 5 次;或伐昔洛韦 500 毫克,口服,每日 2 次。如果每年发病六次以上,称为频繁发作,这时候可以采取抑制疗法,阿昔洛韦 400 毫克,口服,每日 2 次,最长可应用 3 年以上;或泛昔洛韦 250 毫克,口服,每日 2 次;或伐昔洛韦 500 毫克,口服,每日 1 次,应用时间均不超过 1 年。

也可以选用阿昔洛韦乳膏、喷昔洛韦乳膏、干扰素凝胶等外用抗病毒制剂;可外用新霉素、莫匹罗星、夫西地酸乳膏预防继发细菌感染。

4.生殖器疱疹能根治吗?

生殖器疱疹在发作数天后就可以痊愈,但令人头疼的是,一旦感染了生殖器疱疹,极易复发。有时候一年要复发好几次,难以根治,但一般随着时间延长,复发次数会减少。

机体感染单纯生殖器疱疹病毒后，会产生一些抗体，局部的病毒被清除，症状消退，但有些病毒可以"逃到"神经节中潜伏，它们平时处于静止状态，与机体和平共处，但一旦遇到风吹草动，即机体抵抗力下降，如熬夜、劳累、精神紧张、压力大、过量吸烟饮酒、女性月经前后等，它们就会活跃起来，沿周围神经扩散到周围皮肤黏膜，病毒大量复制，导致生殖器疱疹复发。

5.生殖器疱疹对生育有什么影响吗？

生殖器疱疹在任何时候都具有传染性，尤其在急性发作期，传染性最强；当病毒处于潜伏期，临床症状完全消失时，传染性最弱。因此，生殖器疱疹患者在考虑生育时，不能在生殖器疱疹的发作期，同时需将身体调整到最佳状态。

如果女性得了生殖器疱疹，在怀孕期间第一次出现临床症状时，即生殖器疱疹初次发作时，对胎儿影响最大，特别是妊娠 3 个月内的孕妇，会引起胎儿先天畸形、胎儿流产、早产、智力低下、胎儿宫内发育迟缓，甚至引起胎儿死亡等并发症。如果产检发现胎儿出现畸形等不利情况，需终止妊娠。而对于那些怀孕前已经有过多次发作的生殖器疱疹女性患者，如果怀孕期间又复发，这时对胎儿的影响不大，一般不必终止妊娠，必要时可以考虑应用阿昔洛韦治疗。生殖器疱疹病毒对男性精子质量无任何影响，但男性患生殖器疱疹可传染给女性，从而对女性妊娠产生一定影响。

6.一旦得了生殖器疱疹，日常生活中该注意什么？

一旦得上生殖器疱疹，会终身伴随，目前无法根治。生活中应注意做好预防措施，可有效减少其复发次数。在发病和治疗期间要避免性生活，而且要同时检查性伴侣或配偶是否患有生殖器疱疹，被污染的内衣裤要注意单独清洗、消毒，并做好共用器具消毒，防止交叉感染。要积极进行治疗，包括抗病毒治疗、提高自身免疫力治疗，治疗期间尤其要忌酒、避免熬夜，注意休息。平时可适当锻炼身体，规律生活，保持良好的情绪等。

梅毒

1.什么是梅毒？

梅毒是感染梅毒螺旋体引起的性病，是密螺旋体属苍白螺旋体苍白亚种。

梅毒螺旋体是小而纤细的螺旋状厌氧微生物,长度为5～20微米,平均为6～10微米,直径为0.1～0.18微米,有6～14个螺旋,因其透明不易染色,所以被称为苍白螺旋体。梅毒螺旋体人工培养困难,离开人体不易生存。

梅毒螺旋体在体外不易生存。煮沸、干燥、使用肥皂水及一般消毒剂(如0.1％升汞液、0.1％石炭酸液、1：20甲醛液、2％盐酸、双氧水及乙醇等)均可短期将其杀死。梅毒螺旋体在潮湿的器具或毛巾上可存活数小时。最适温度为37 ℃,41～42 ℃可存活2小时,48 ℃可存活半小时,100 ℃立即死亡。但梅毒螺旋体耐寒力强,0 ℃可存活48小时,梅毒病损的切除标本置于－20 ℃冰箱1周仍可使家兔致病,－78 ℃低温冰箱保存数年仍维持形态、活力和致病力。

2.梅毒的潜伏期是多长时间?

处于潜伏期的梅毒患者仍具有传染性。一旦感染了梅毒螺旋体,早期没有任何症状,需要抽血进行检查,感染2～4周时可能会出现梅毒症状,如生殖器部位溃疡(一期梅毒硬下疳)、腹股沟区浅表淋巴结肿大等,采外周血就可以进行化验确诊。部分患者需感染后6～10周后确诊,一般不会超过12周。也就是说,如果有不洁性接触史,3个月时抽血检查阴性,就可以排除梅毒感染。但有部分患者有数年的潜伏期,直到通过血液检查才被发现,而这时往往已经出现较重的并发症了。

3.梅毒的临床表现有哪些?

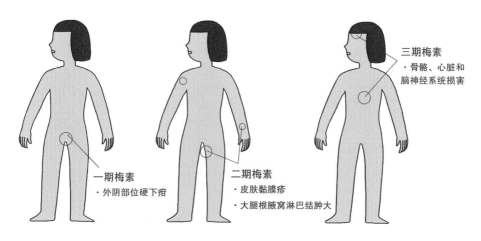

三期梅素
·骨骼、心脏和脑神经系统损害

一期梅素
·外阴部位硬下疳

二期梅素
·皮肤黏膜疹
·大腿根腋窝淋巴结肿大

4.梅毒有什么危害?

梅毒的危害很多,有时可能危害生命。首先,对于个人来讲,感染梅毒可能使患者致病,并且致病种类较为复杂,如可以导致皮肤病,也可以造成神经系统损害。尤其是三期梅毒,破坏性很强,可导致骨梅毒、神经梅毒等多个系统累及,还可能造成社会功能损失。梅毒如果感染心脏,会引起主动脉动脉瘤,动脉瘤一旦破裂大出血,如果不能及时救治,会引起患者死亡。

其次,梅毒会传染给下一代,很多新生儿患梅毒都是因为母亲患有梅毒而没有及时治疗,还可能造成流产、死产、死胎。

最后,梅毒的传播也会造成家庭和社会危害。一个梅毒的患者,如果有人和他有过性接触,另外一个人被感染的概率也会很大。对已婚者来说,还可能会传染给配偶,引发家庭矛盾,从而影响社会和谐。

5.孕妇得了梅毒该怎么办?

女性在怀孕期间患梅毒,称为妊娠梅毒。妊娠梅毒的处理较一般梅毒患者复杂,因为这不仅关系到孕妇本身,更关系到母亲腹中的胎儿。妊娠梅毒感染胎儿多发生在妊娠 4 个月以后,早期胎盘的绒毛膜郎罕氏细胞层可以有效阻止梅毒螺旋体侵犯胎儿,但 4 个月以后,由于绒毛膜郎罕氏细胞层退化萎缩,梅毒螺旋体可通过胎盘和脐静脉进入胎儿血循环;在妊娠 18 周左右,胎盘和脐带发育完善,富含大量的黏多糖,它有助于梅毒螺旋体吸附,引起胎儿感染。

因此,如果孕妇在妊娠 4 个月内得了梅毒,且能够及时发现,经过系统的青霉素抗梅毒治疗,一般不会引起胎儿感染。同时,也要按时随访。如果孕妇在妊娠 4 个月后感染梅毒,那引起胎儿感染的概率就会大大增加,可造成流产、死产、死胎、胎儿畸形,需要医生进行检查评估,综合分析处理,必要时应终止妊娠。

6.老年人梅毒阳性是怎么回事?

一些住院的老年人,检查出梅毒阳性,尤其是风湿免疫科、心血管科、肿瘤科和呼吸科患者居多。这不仅给患者及家属造成精神负担,也影响患者家庭和谐,多数患者经过分析,诊断为梅毒假阳性,不需要治疗,原因可能为:①由于老年人常患风湿、自身免疫性疾病、恶性肿瘤等疾病,可能使患者机体释放抗类脂抗体或各种自身抗体,对试验显色产生影响,导致梅毒抗体检测阳性;②老年患者体内可能有其他螺旋体共生,如肠道螺旋体、口腔螺旋体等,当进行梅毒检测时,检测到的可能是共生螺旋体的抗体,而不是梅毒特异性抗体,增加检测假阳性的概率;③血液标本处理不合格,检测的方法学也可能存在一定缺陷。

7.有不洁性接触后,怎么知道自己是否得了梅毒?

如果有不洁性接触史,且没有采取有效的保护措施,那就有传染上性病的风险。早期要注意生殖器部位的变化,如在发生性行为后 3 个月内,自己的外生殖器、肛周等部位是否出现红斑、毛囊炎、糜烂和溃疡等损害,并且多数不感到疼、痒;还要观察身上是否有铜红色丘疹,如有,就应怀疑自己可能得了梅毒,应该立即去医院检查。如果发现不及时,任凭梅毒螺旋体继续繁殖,就会引起骨、心脏、神经等系统性损害,后果很严重。也可以在有不洁性接触史后 2~4 周到医院抽血排查,以期早期发现。

8.如何治疗梅毒?

治疗梅毒,首选青霉素:

(1)早期梅毒:肌注长效苄星青霉素,每周 1 次,240 万单位,臀部肌内注射,共注射 2~3 次。

(2)晚期梅毒:苄星青霉素,240 万单位,臀部肌内注射,每周 1 次,连续 3 次。

(3)心血管梅毒:对于并发心衰者,应控制心衰后再进行驱梅治疗。首选苄星青霉素,240 万单位,臀部肌内注射,每周 1 次,连续 3 次。

(4)神经梅毒:首选水剂青霉素 G 1200 万~2400 万单位/天,分 4~6 次静脉注射,连用 10~14 天,接着再以苄星青霉素 240 万单位肌内注射,每周 1 次,连续 3 次。替代方案:头孢曲松 2 克,每日 1 次静脉给药,连续 10~14 天。

(5)妊娠梅毒:妊娠最初 3 个月及妊娠末 3 个月各进行一个疗程的治疗。青霉素过敏者选用红霉素类药物口服。

9.治疗梅毒有什么注意事项?

梅毒的治疗应及时、足量、足疗程。对于滴度比较高的患者,初次青霉素治疗时,有可能会发生"吉海反应",多于用药后 4 小时发作,8 小时达高峰,24 小时可消失,表现为发热、头痛、头晕、恶心、呕吐、血压升高、肌肉酸痛、心跳加快等类似较重流感样症状,可以在治疗的同时应用泼尼松或地塞米松,以预防此反应发生。

在治疗期间,要避免性生活,防止交叉感染,同时要注意性伴侣的治疗。患者的衣物也要注意做好消毒、清洁。如果有青霉素过敏,可选用头孢菌素类药物、多西环素或米诺环素(孕妇、肝肾功能不全的禁用),孕妇还可选择红霉素。不管选择哪种抗生素,要避免饮酒,以免发生严重不良反应。

治疗后还要注意定期随访,复查梅毒滴度,由专业医生评估治疗效果。

10.梅毒治疗后应该如何随访?

治疗梅毒首选青霉素,目前尚未发现对青霉素耐药的菌株。如果患者对青霉素过敏,则要考虑应用替代方案。可以应用头孢菌素类、四环素类(包括四环素、多西环素、米诺环素)、大环内酯类抗生素,但要注意孕妇、肝肾功能不全者禁用四环素类,大环内酯类抗生素耐药较高,应用替代方案更需注意随访,以评估疗效。

11.如何判断梅毒患者是否痊愈?

诊断梅毒需要做梅毒螺旋体特异性抗体检测(医院常做的是 TPPA)和非梅毒螺旋体血清学试验(医院常做的是 RPR 或 TRUST),只有两项均呈现阳性,才能诊断为梅毒。举例来说,当看到一张化验单显示"TPPA(+)、TRUST(+)1:32",就可诊断梅毒。经过系统抗梅毒治疗后,需要定期随访,主要观察TRUST 滴度下降情况,当 TRUST 完全转阴后,称为血清学治愈,这是最理想的结果。另一种情况是治疗后仍有一部分患者的 TRUST 滴度无法转阴,表现为一定的滴度,多数为 1:8 及以下,也就是前面说的梅毒血清固定,如 TPPA(+)、TRUST(+)1:4 维持了 3 个月以上,可诊断为梅毒血清固定,为临床治愈。这两种情况均属于梅毒治愈。

(于增照)

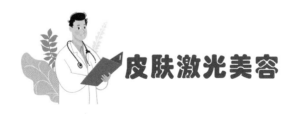

皮肤激光美容

美容相关基础知识

1.光子嫩肤用的是"激光"吗?

光子嫩肤的医学名称为强脉冲光,由于它能改善皮肤的颜色和质地,达到"嫩肤"的效果,因此被称为光子嫩肤。激光通常是指单一波长的光,光束是笔直向前的,而光子嫩肤所用的仪器发出的光是宽光谱的,包含不同波长的光,光束是发散的。它的作用是综合的,既可改善色斑、毛细血管扩张,又可刺激胶原增生,改善毛孔、细小皱纹,脱毛等,规律光子嫩肤可以改善和预防光老化。

2.做光子嫩肤会让皮肤越来越薄吗?

使用正规的光子嫩肤仪器,规范操作,不会导致皮肤越来越薄。相反,规律的光子嫩肤治疗可以刺激皮肤胶原增生,减少因衰老导致的皮肤变薄。但光子嫩肤治疗后的短期内,大约3天,皮肤屏障功能会有不同程度的暂时性受损。这时应该做好保湿、防晒工作,同时避免刺激,选择温和的清洁、保湿产品,减少化妆,使用物理遮盖方式防晒或温和的防晒产品。1周后,皮肤屏障功能基本恢复,可恢复正常护肤。

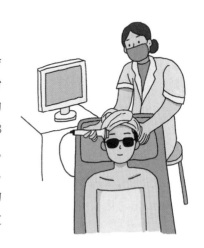

3.光子嫩肤多长时间做一次最好?

光子嫩肤虽然是一种无创治疗,但并不是没有任何风险,治疗之前需要于正规皮肤科面诊,以确定目前皮肤状态是否适合治疗。通常,早期治疗疗程为每个月一次,连续 3～5 次。之后可以根据个人的皮肤状态及需求每年治疗 2～5 次。

4.光子嫩肤可以祛斑吗?

通俗地讲,色斑大多是由皮肤黑色素增多引起的,光子嫩肤发射宽光谱的光,通常包含 400 纳米至 1200 纳米波长的光。其中,部分波长的光可被皮肤黑色素吸收,黑色素吸收光的能量后遭到破坏,会被人体以不同的方式清除或代谢。因此,光子嫩肤可以治疗和改善部分色斑。

5.敏感皮肤可以做光子嫩肤吗?

首先,要明确做哪种类型的治疗。光子嫩肤可以治疗敏感皮肤,但最好在皮肤相对稳定的状态下治疗,如果近期皮肤出现明显的红斑、丘疹、渗出,或有

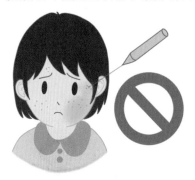

瘙痒、刺痛等不适,则不能进行光子嫩肤的治疗。光子嫩肤在治疗敏感皮肤时,医生会选择合适的、较为温和的参数进行治疗,治疗后需防晒、保湿等,做好术后修复。有部分无创激光也可以辅助治疗敏感皮肤,同理,也是在相对稳定的时期进行治疗。而对于一些较大面积的有创激光治疗,最好在敏感皮肤改善后再进行。

6.刷酸会不会让皮肤敏感?

刷酸的医学名称为化学换肤术或者化学剥脱术,主要指应用果酸、水杨酸或复合酸等化学物质,作用于皮肤表层,引起皮肤轻微损伤,加速表皮更新、诱导真皮重建,从而起到治疗作用。刷酸可用于治疗痤疮、黄褐斑、色素沉着、毛周角化、光老化等疾病。有经验的医师选择合适的酸浓度,进行规范的操作,术后做好修复,一般不会导致皮肤敏感。

7.能不能自己在家刷酸?

刷酸是一种医疗行为,有一定的风险,不当的治疗可能导致严重的红斑、水肿、水疱、感染、结痂等后果,甚至会导致色素沉着、色素减退、瘢痕等后遗症状。

因此,刷酸需要在正规的医疗机构,由经验丰富的正规医师面诊,确定适合刷酸后进行规范操作,才有可能得到较好的效果,较少的不良反应。

8.刷酸会导致爆痘吗?

青春痘的医学名称为痤疮,是毛囊皮脂腺慢性炎症,与皮脂分泌过多、角化异常导致的阻塞、痤疮丙酸杆菌感染及炎症反应有关,而果酸或水杨酸等物质,能够针对这几个方面发挥作用,从而治疗痤疮。但少部分患者刷酸后确实有爆痘风险,尤其是在前一两次治疗时。这主要有两个方面的原因:一是在刷酸后,角质阻塞得到缓解,过多的皮脂通过顺畅的导管集中排出;二是酸类物质有一定的刺激性,治疗后炎症加重,皮损增多。出现爆痘情况后,需及时对症处理。

9.为什么会有黑眼圈?

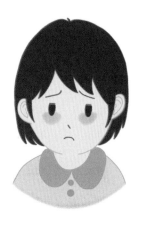

眼周皮肤非常薄,十分脆弱,而且每天眨眼一万次左右,眼周皮肤更容易松弛衰老。黑眼圈分为四种类型,即色素型、血管型、结构型及混合型。色素型黑眼圈主要与眼周皮肤色素增加有关。眼周反复发生各种皮炎后形成的色素沉着也会导致色素型黑眼圈。血管型黑眼圈主要是因为眼周皮肤较薄,皮下血管颜色深,使得眼周发青。结构型黑眼圈由泪沟、眼袋等形成的阴影造成,会随着年龄增加而加重。大多数黑眼圈属于第四种类型,即前三种类型的综合表现,在睡眠不足、疲劳、衰老时加重。

10.如何消除黑眼圈?

针对黑眼圈产生的不同原因,可以采用不同的治疗方法加以改善。对于色素型黑眼圈,可以采用治疗色斑的激光或者光子嫩肤治疗;血管型黑眼圈可以应用祛血管的脉冲燃料激光或光子嫩肤治疗;结构型黑眼圈需要考虑具体情况,如果症状严重,可以采用手术切除眼袋或填充泪沟等治疗,较轻者可以采用无创或微创射频治疗等;混合型黑眼圈可以采用以上方法的组合加以改善。同时,应注意避免熬夜、劳累,做好保湿、防晒。

11.长斑怎么办?

首先要确定长了哪种斑。20岁之前长的斑大多与遗传相关,如雀斑;20多岁容易出现颧部褐青色痣;30岁以后出现的斑多与光老化相关,如黄褐斑、日光性黑子(日晒斑)、脂溢性角化(老年斑)等;还有一种常见的色素沉着,多在炎症或创伤后出现。只有明确了诊断,才能有针对性地治疗。对于雀斑、颧部褐青色痣、日晒斑、老年斑等色斑,药物几乎没有作用,需要应用激光等物理治疗;而黄褐斑、色素沉着这一类色斑比较复杂,不能盲目刺激,需要根据具体情况,采用以药物为主的综合治疗方案。

12.激光祛斑后会不会"反黑"?

"反黑"其实不是正式的医学名词,通常来讲,一般指炎症后色素沉着。理论上讲,所有的创伤都有导致炎症后色素沉着的风险,而大多数激光治疗是有创伤的,因此也是有遗留色素沉着风险的。遗留色素沉着的风险大小与严重程度及恢复速度,主要与个人的皮肤反应、色斑的类型、年龄、防晒情况、修复情况等有关。比如有的人晒后更容易变黑,那他遗留色沉的风险可能要高一些。有黄褐斑的人、30~50岁的人更容易遗留色沉。治疗后没有做好防晒和修复或者经常摩擦、外用不当物质刺激治疗处,都是遗留色沉的风险因素。

13.激光祛斑后"反黑"怎么办?

如果激光后出现"反黑",应严格防晒,避免摩擦,避免不当外用物质刺激。如果护理得当,绝大多数色素沉着,即使不治疗,也能慢慢消退,大多3~6个月左右,慢的话需要6个月到1年,甚至更长时间。如果色沉比较严重,或者想快点修复,可以在医生指导下,配合帮助褪色的口服药物和外用药物,也可以配合刷酸或光子嫩肤治疗。

14.色斑会复发吗?

色斑是否会复发,主要与色斑的类型有关。由于雀斑是一种遗传性疾病,所以即使祛除得非常干净,后期也容易复发,但做好防晒,复发的色斑大多比治疗前明显变淡。颧部褐青色痣和太田痣,除个别患者外,祛除后大多不会复发。黄褐斑是一种非常复杂的色斑,与光老化相关,很难完全祛除,在日晒、刺激、睡眠不好时,容易反复加重。日晒斑、老年斑治疗后不易复发,但要注意严格防晒,否则容易长出新的色斑。

15.出现红血丝是因为角质层薄吗?

红血丝的医学名称为毛细血管扩张,多数表现为发生于面部的、可见的红色细小血管,数量较多时,可以引起面部潮红。毛细血管扩张原因大多为血管壁弹性降低,血管持续扩张,与角质层厚度无直接关系。部分患者毛细血管扩张为先天性的,自幼发生,与角质层厚薄无关。高原地区的居民由于氧气不足,毛细血管代偿性扩张,导致"高原红"。大部分毛细血管扩张为后天形成,如日晒、过度清洁、经常去角质、高温、应用刺激性护肤品等。长期外用糖皮质激素,会造成激素依赖性皮炎,也可能导致毛细血管扩张。一些面部炎症性疾病,如玫瑰痤疮,后期也会造成毛细血管扩张。

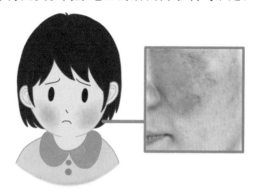

16.皮肤敏感是因为角质层薄吗?

皮肤敏感主要指面部皮肤对外界刺激的反应性增强,表现为灼热、刺痛、瘙痒或紧绷感等不适,严重时可伴有潮红、少量红斑、粗糙、红血丝等。造成皮肤敏感的原因复杂,如遗传因素、季节交替、日晒、冷热刺激、护肤品的不当使用、敷面膜过多、追求快速美容、长期外用糖皮质激素等,不仅仅是因为角质层薄。敏感皮肤发生的机理包括皮肤屏障功能损伤、感觉神经功能异常、血管反应增高、炎症反应等,其中,角质层结构不完整也是重要因素之一,因此,角质层薄也是皮肤敏感的表现之一。

17.怎么治疗红血丝?

红血丝即毛细血管扩张,如果由先天因素导致,可直接治疗。如果有炎症因素存在,如玫瑰糠疹、激素依赖性皮炎等,需要先在医生指导下应用抗炎药物等治疗,待炎症控制后,可进一步治疗红血丝。治疗红血丝,口服和外用药物作用不大,需要进行光电治疗,如脉冲燃料激光、长脉宽 Nd:YAG 激光和光子嫩肤等。

18.如何解决面部泛红?

首先,要搞清楚面部泛红的原因,排除系统疾病导致的面部泛红。如果单纯由于皮肤本身导致泛红,主要是由于皮肤敏感、面部皮炎、玫瑰痤疮、面颈部毛囊红斑黑变病、毛细血管扩张等不同情况引起,需要针对不同的病情,对症解决。对于面部皮炎、玫瑰痤疮等疾病,要在医生指导下应用药物治疗,皮肤敏感时需要停止对皮肤的各种刺激,加强保湿,修复皮肤屏障。而单纯毛细血管扩张、面颈部毛囊红斑黑变病则需要应用激光或者光子嫩肤等治疗。

19.痘印需要治疗吗?

痘印分为红痘印和黑痘印,医学名称为痤疮后红斑、痤疮后色素沉着,是长痘之后的遗留症状,发生概率很高。痘印不仅影响美观,有时还会严重影响患者的容貌和心理健康。红痘印消退后,更容易遗留痘坑,因此最好能够早期治疗。

20.毛孔粗大怎么改善?

毛孔粗大是非常普遍的美容问题。毛孔指的是毛囊、皮脂腺的开口,排出皮脂腺产生的皮脂是其重要功能。如果毛孔较大,肉眼明显可见其表面有黑色物质堆积。毛孔粗大主要与遗传因素、皮脂腺分泌旺盛、日晒及老化造成的毛孔周围组织松弛等因素有关,有部分患者因长期长痘,遗留较小的痘坑,也会被误认为毛孔粗大。

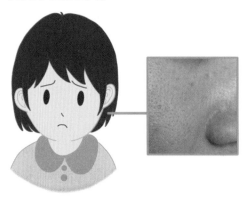

了解毛孔粗大的原因后,可采取有针对性的改善方法。出油较多者,首先应保持健康合理的饮食,避免熬夜,适度清洁皮肤,使用清爽的保湿乳液和正规的控油类产品。严重患者可以在医生指导下进行药物治疗,如外用维甲酸类药物、刷酸、微滴注射肉毒毒素、光电治疗等。其中,刷酸、肉毒毒素和光电类治疗不仅可以控制皮脂分泌,也可以刺激胶原增生,改善老化引起的毛孔粗大。光电治疗包括光子嫩肤、非剥脱及剥脱性点阵激光、射频等。水光治疗也可以达到补水作用,使皮肤看起来充盈有光泽,从视觉上缩小毛孔。

21.长皱纹该怎么办?

皱纹发生的早晚与遗传因素、紫外线照射、面部结构、表情特征、睡眠等相关,因此首先要严格防晒、适度表情管理及保证充足睡眠。一般 20 岁以后会出现细小皱纹,这时应做好充分保湿,可以开始规律做光子嫩肤等光电治疗。25 岁及 30 岁以后,开始出现动态皱纹,即做表情时才有的皱纹,这时就可以开始规律注射肉毒毒素治疗,松弛表情肌,加强表情管理,避免出现静态纹。在 40 岁左右出现静态纹时,仍然以注射肉毒毒素为主进行治疗,但皱纹严重者,部分静态纹可能不能完全消除,可以配合注射玻尿酸、聚左旋乳酸等物质治疗,也可以应用点阵激光或射频类光电治疗。

22.侧着睡觉会长皱纹吗?

在临床工作中,研究者发现,很多患者一侧皱纹较重,皱纹较重这一侧通常是患者侧睡时靠下的一侧。同时,也有一些研究表明,侧睡会挤压同侧皮肤,长此以往,这一侧皱纹会加重。因此,侧睡确实会加重皱纹,应尽量平躺,或者轮换侧睡方向。枕头也应采用软硬适度的材质,减少压迫力度。

23.肉毒毒素会导致脸部僵硬吗?

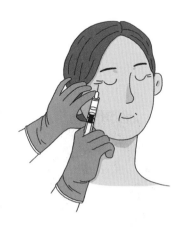

肉毒毒素之所以可以除皱,是因为它可以抑制神经末梢乙酰胆碱的释放,使神经冲动无法传递给相应的肌肉,从而使肌肉松弛麻痹。通俗来讲,就是使产生皱纹的表情肌无法活动。打完肉毒早期,相应肌肉不能像以前那样灵活收缩,会轻度僵硬,大多 2 周到 1 个月可以缓解。如果肉毒毒素弥散到临近肌肉,如颧大肌,人会有笑不动的感觉,也会感觉僵硬。因此,打肉毒毒素一定到正规医疗机构,规范注射,产生僵硬的概率和严重程度相对较小。

24.打肉毒毒素会上瘾吗?

肉毒毒素本身没有任何成瘾性,无论注射几次,人都不会上瘾。注射肉毒毒素后,4～6 个月左右除皱效果消失,此时大致会恢复到注射肉毒之前的状态,无其他上瘾表现。但肉毒有消除皱纹、提亮肤色等作用,很多患者在注射肉毒之后发现自己皱纹减少,皮肤状态变好,而在肉毒作用消退之后,又基本回到之前的状态。因此,部分患者希望继续注射肉毒毒素维持皮肤年轻的状态,这种心理并不是真正的上瘾。

25.打过肉毒毒素后,不再继续打,皱纹会变多吗?

肉毒毒素祛除皱纹的作用是暂时的,只能维持 3～6 个月。神经肌肉接头会慢慢恢复功能,使肌肉恢复原状,皱纹也恢复原状。因此,如果这时不再进行肉毒毒素注射,皱纹不会加深。而且,双胞胎对照研究表明,长期规律注射肉毒毒素的人,面部皱纹会比从未注射过或者偶尔注射的人显著减少。

26.肉毒毒素有不良反应吗?

由有资质的医师使用正规的肉毒毒素产品进行注射,即使发生不良反应,也大多是局部的、暂时的、可逆的,极少会引起全身中毒症状。常见不良反应包括过敏症状、注射部位红肿、疼痛、淤青、血肿、头部疼痛不适、眼睑水肿、眼睑下垂、面部僵硬、不对称、蛙腮、抽搐、萎缩凹陷及其他罕见特殊不良反应等,大部分症状在 2 周至 1 个月消失或减轻。因此,在注射之前,一定要由正规医师进行面部评估,采用正规产品,以避免或减少肉毒毒素不良反应发生。

27.皮肤松弛下垂怎么办?

皮肤松弛下垂是衰老的表现之一。人过了 25 岁之后,由于遗传、重力作用,胶原蛋白流失,韧带和筋膜松弛,脂肪垫下移等因素,大多数人都会出现轻

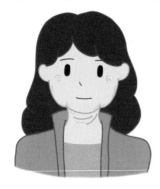

重不等的皮肤松弛和下垂。应对皮肤松弛下垂,首先,要有健康的生活方式,科学饮食、睡眠充足、心情愉悦、严格保湿防晒。对于早期的松弛下垂,可以应用热玛吉、热拉提、超声炮、Fotona 4D、黄金微针等无创或微创的光电仪器进行治疗和预防,需要多次规律治疗。还可以采用肉毒毒素微滴注射,松解颈阔肌等下拉的肌肉,以达到上提的作用。如果松弛下垂较为严重,可以采用线雕、手术拉皮等治疗。

28.如何应对法令纹?

法令纹也叫"鼻唇沟",是鼻翼两侧向下方延伸的纹路,如果纹路变深、变长,甚至出现褶皱,就会比较显老。法令纹形成的原因主要包括骨骼原因导致的鼻基底凹陷,颧骨过高,大笑、撇嘴等表情过多,肌肉过度收缩,衰老导致的胶原蛋白流失、面部松弛下垂等。对于法令纹来说,按摩提拉、鼓腮吹气等方法不仅没有效果,还有可能加重法令纹。

想要改善法令纹,首先要有健康的生活方式,合理饮食、避免熬夜、适度运动、防晒,减少过度的面部表情,减少用力按摩皮肤等。对于以凹陷原因为主的法令纹,可以采用填充自体脂肪或者玻尿酸的方法。对于以相关肌肉过度收缩为主者,可以采用注射肉毒毒素改善。对于松弛下垂原因导致的法令纹,轻者可以采用无创或微创的射频类、超声类医美项目改善,重者可以采用线雕、手术的方式治疗。但这些方法都有一定风险,务必到正规医院治疗。

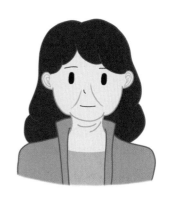

29.怎么让下颌缘清晰?

首先,要分析下颌缘不清晰的原因,有先天的因素和后天的因素,如果为先天因素如下颌骨发育不好,下巴短、后缩,可以通过填充自体脂肪、玻尿酸或手术植入假体改善。后天因素包括下面部脂肪过多、衰老引起的软组织松弛下垂、咬肌过于肥大、颈阔肌功能亢进等。如果下颌缘不清晰单纯由脂肪堆积引起,需要进行相应部位的吸脂,如果松弛下垂由衰老导致,可以根据严重程度,采用手术提升、线雕、射频及超声等技术,紧致提升下面部软组织,从而使下颌缘清晰。对于咬肌过于肥大或颈阔肌紧张者,多采用肉毒毒素注射咬肌和颈阔肌的方法加以改善。大多求美者由多种因素造成下颌缘不清晰,可以采用联合治疗的方法。

30.多少岁开始抗衰治疗比较好?

老化分为内源性老化和外源性老化即光老化,内源性老化主要与遗传相关,也与饮食、睡眠、情绪、压力、烟酒、环境污染等有关,因此,保持健康的生活方式是抗衰的基础。光老化是日光照射引起的老化,研究表明,其占所有老化的 80% 左右,表现为色斑、肤色暗黄、粗糙、皱纹、松弛、皮肤有各类肿物等特征。做好防晒是防止光老化的最有效手段,目前观点认为,要从小避免日晒,减少光老化累积。大部分人 25 岁以后出现光老化,30 岁以后光老化比较明显,因此,这时候除了要保持健康的生活方式和做好防晒、保湿等基本的抗衰要求,还要做一些抗衰的治疗。

31.水光针需要一个月打一次吗?

打水光针的频率应因人而异,根据不同的皮肤特点、皮肤问题和所注射的成分等来决定。但首先可以肯定的一点是,无论是谁、无论打哪种成分的水光针,长期一个月打一次水光针过于频繁。因为水光针是一种有创治疗,皮肤需要一定的时间来修复损伤,因此过于频繁地打水光针对皮肤是一种伤害。一般建议,皮肤状态良好,没有炎症性、感染性等疾病,皮肤屏障功能完善者,第一个疗程可以每个月打一次,连打三次后,可以在医生的指导下,根据皮肤情况和自己的需求,选择几个月到半年左右打一次。

32.水光针机打好还是手打好?

目前的观点认为,机打和手打各有优势。机打的优势是层次精准、均匀、疼痛少、操作简单,但会有少量漏液,有些位置可能注射不到。手打的优势是可以根据不同部位皮肤的不同特点和问题,有针对性地调整注射深度和剂量,缺点是对医生的技术水平有一定要求,疼痛感较强。因此,对于皮肤状态较好,想通过水光针进行补水等保养者可以采用机打;如果皮肤问题较多,可以根据情况,采用手打,或者机打与手打结合的方法。

33.水光针成分越多越好吗?

水光针的成分较多,主要包括透明质酸(玻尿酸)、富血小板血浆(PRP)、多肽、胶原蛋白、肉毒毒素、维生素、微量元素等,应在医生指导下,选择适合自己皮肤的成分,并不是越多越好。目前,大多水光针是成品复配制剂,也就是说产品里面已经含有多种成分,一般不建议将几种复配制剂的成品混合在一起进行注射,以免增加水光注射的风险。

34.妊娠纹能够预防吗？

妊娠纹是指孕妇发生于腹部、臀部、大腿皮肤的萎缩性条状改变,早期是红色、紫红色或褐色,后期变为浅肤色或白色。由于怀孕期间腹部迅速增大,外层皮肤由于张力过大,真皮的弹力纤维和胶原纤维断裂、分离,导致妊娠纹,孕妇的发生率很高,与遗传因素也有一定的相关性,很难完全预防。但如果能科学管理孕期体重,适度运动,服用维生素 C 等,可有一定的预防和减轻妊娠纹的作用。外用药物的预防作用微弱,保湿霜、橄榄油并没有明显的预防作用,目前发现,硅胶类产品可能有一定的预防作用,但研究较少。

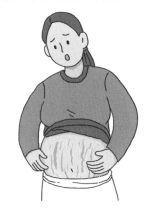

35.妊娠纹如何治疗？

对于早期妊娠纹,如果是红色或紫红色,可以采用 595 脉冲染料激光或者光子嫩肤祛红治疗。对于黑褐色妊娠纹,则可以应用大光斑,低能量的 1064 激光、694 激光的点阵模式或光子嫩肤改善色素。对于后期稳定的白色妊娠纹,剥脱性二氧化碳点阵激光可以改善,但容易产生色素沉着,而非剥脱的点阵激光多次治疗后有效,且不良反应较少,目前更为推荐。

36.剖宫产的刀口增生怎么办？

剖宫产的刀口增生,实际上是产生了手术切口的增生性瘢痕或瘢痕疙瘩,如果疤痕只在原有刀口上增生,那就是普通的增生性瘢痕;如果疤痕增生明显超过原有刀口,可能就是瘢痕疙瘩。产后一定要护理好刀口,避免刺激。如果为瘢痕体质或者想预防瘢痕,可以在产后刀口愈合后应用硅胶类产品,也可以在生产完 1 个月左右,应用 595 脉冲燃料激光封闭血管,减少瘢痕增生的风险。如果瘢痕已经增生,轻者可以外用硅胶类产品,或者用有祛疤功能的外用药物,观察半年到 1 年的时间,大多可以慢慢减轻,颜色变淡。如果增生明显或有瘢痕疙瘩,并且有痒痛等不适,可以在哺乳期结束后,根据情况采用皮损内注射糖皮质激素、肉毒毒素等药物进行治疗。如果注射治疗效果不好或瘢痕较大,可以采用手术切除后浅层 X 线放射等治疗方法。

37.外伤后怎么预防疤痕?

首先,要根据严重程度,及时到医院就诊,对伤口进行清洁消毒、清创等处理,如果需要缝合,有条件时应尽量采用美容减张缝合法。在伤口愈合之前,要加强护理,避免感染,促进愈合,在医生指导下,可以外用抗生素类、生长因子类药物,或照射氦氖激光等抗炎、促进愈合。在愈合后,外用硅胶类产品、有祛疤功能的外用制剂或减张贴减张、弹力带压迫。愈合后早期,应用595脉冲燃料激光、光子嫩肤等封闭血管,减少瘢痕产生的风险或降低严重程度。对于张力比较大的部位,尽量减少用力,或者注射肉毒毒素,可以减少瘢痕产生。

38.瘢痕怎么治疗?

瘢痕分为萎缩性瘢痕、增生性瘢痕和瘢痕疙瘩。萎缩性瘢痕大多由痤疮引起,治疗萎缩性瘢痕最重要的是减少痤疮的发生。在痤疮愈后早期,也就是红色痘印期,积极采用强脉冲光、脉冲燃料激光等治疗,可减少萎缩性瘢痕的发生。对于已形成的萎缩性瘢痕,若为轻度,可采用维甲酸类药物外用、微针、PRP、强脉冲光等无创或微创方法缓慢改善;若为中重度,可以应用剥脱点阵激光、非剥脱点阵激光、点阵射频、皮下松解、三氯乙酸治疗,或填充透明质酸、聚左旋乳酸、自体脂肪治疗,也可以采用手术,如切除、表皮移植、微晶磨削等。增生性瘢痕及瘢痕疙瘩在形成早期,可应用595脉冲燃料激光、光子嫩肤等封闭血管祛红治疗,外用硅胶类产品、有祛疤功能的外用制剂或弹力带压迫。瘢痕稳定时,可以局部注射糖皮质激素、5-氟尿嘧啶、肉毒毒素,或应用点阵激光、放射贴、光动力治疗。对于较大的瘢痕疙瘩,手术切除是最直接的方法,手术后应用浅层X线放射治疗,预防瘢痕复发。总之,应在医生评估瘢痕后,根据具体情况进行个体化治疗或联合治疗。

39.皮秒可以解决所有斑吗?

皮秒激光是一种先进的激光技术,对很多色斑治疗较传统激光作用更强,而不良反应更小,尤其在文身的治疗中,表现较为抢眼。但色斑类型不同,治疗效果差别较大,有的色斑成因复杂,无论哪种激光,都难以达到理想效果。与调Q激光类似,皮秒激光对雀斑、日光性黑子、太田痣等效果较好;对咖啡斑、雀斑样痣等大多有效,但有一定复发率;对于色素性毛表皮痣疗效不确定;对一些复杂斑,如黄褐斑、炎症后色素沉着、黑变病等,激光治疗的效果存在争议,应在医生指导下根据病情综合治疗。

40.我为什么皮肤暗黄？

皮肤暗黄的原因很多,常见以下几种:表皮色素增多,这种情况属于真性黄褐色斑片,日晒、摩擦等刺激后会加重;还有一种常见原因为皮脂氧化,表现为洗脸后皮肤变白,过一段时间后皮肤发黄,以"T"字区为主;还有一种情况为睡眠不好、疲惫等造成的气血不足;另外,皮肤干燥、粗糙、角质层过多堆积也会表现为肤色暗沉、衰老、光老化、皮肤代谢减慢都是皮肤暗黄的原因;还有一些少见的原因,如吃了过多富含胡萝卜素的食物,如胡萝卜、南瓜、橘子等,会出现皮肤黄染。某些疾病同样会引起皮肤发黄,如肝胆、肾脏及血液疾病等。

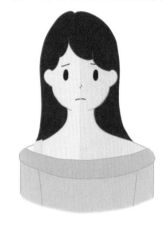

41.如何改善皮肤暗黄？

当皮肤出现不正常的发黄时,应及时到医院就诊,排除是否由系统疾病引起,避免过多食用富含胡萝卜素的食物。对于皮肤本身暗黄,需要做好防晒、保湿,保证充足睡眠,适度运动,避免摩擦等。色素增多引起的真性黄褐色斑片可以在医生指导下口服、外用有助于褪色的制剂,如维生素 C、维生素 E、氨甲环酸、抗氧化物质等,也可以配合温和的光电、刷酸等治疗。对于皮脂氧化造成的暗黄,需要减少过多的油脂分泌,同样也需要进行从内到外的调整,如在饮食方面应减少奶、糖、油、肉类的摄入,避免熬夜,外用酸类物质等控油。如皮肤暗黄由皮脂氧化、干燥、粗糙、角质层堆积等原因引起,也可以配合光电、刷酸治疗改善。

42.激光可以永久脱毛吗？

脱毛的方法有刮除、拔毛、蜡脱、脱毛膏等,这些方法只是将毛干暂时去除,而对毛囊部位的生发部位没有任何影响,毛发会很快长出,就像只把树枝砍掉,树根是完好的,经过一段时间会再长出新的树枝。而激光脱毛针对毛囊,即"树根",利用激光产生的热能,作用于毛囊的黑色素,进而影响毛囊的生发部位,从根源抑制毛发生长。但是这种抑制并不是完全破坏,因此并不是真正的"永久"

性脱毛。

43.电子屏幕会让皮肤变差吗?

电脑和手机屏幕主要发射蓝光,其能量与太阳光相比,是比较弱的,因此在正常情况下,只要不是过长时间看电脑或手机,其对皮肤的影响较小。

44.文身容易祛除吗?

在激光发明之前,虽然有电灼、冷冻、药物、手术等方法治疗文身,但容易产生疤痕,效果也不好。有了激光后,治疗文身才有了比较理想的方法,目前常用的激光有调 Q 激光和皮秒激光,皮秒激光效果更好。激光透过表皮被刺入真皮的染料吸收,染料团块爆破形成细小颗粒,被人体组织细胞吞噬,经过 3～6 个月时间慢慢排出体外。祛文身需要多次治疗,一般间隔 3 个月左右进行一次,大多很难完全祛除。

45."逆光疹"是怎么回事?

"逆光疹"并不是医学名词,而是一种俗称,因此没有准确的定义,一般指正面看不到明显皮疹,侧面能逆着光看到的小疙瘩。这一类皮疹并不是单一疾病,最常见的是"闭口",即白头粉刺或更小的微粉刺,实际上是痤疮的早期表现。还有一类"逆光疹"是皮肤屏障受损相关疾病,如轻度皮炎、玫瑰痤疮、敏感性皮肤等。

46.皮肤粗糙怎么解决?

首先要看粗糙的原因是什么,如果由角质堆积引起,可以刷酸,以加速角质细胞代谢,同时做好充分的保湿。如果粗糙由小的"闭口"粉刺或"逆光疹"引起,可以针对不同的原因处理,如注意饮食、作息,避免应用堵塞毛孔的护肤品,外用酸类药物等减少粉刺,精简护肤品,外用修复类产品、抗炎药物等治疗过敏、屏障受损引起的"逆光疹"。皮肤光老化也会造成皮肤粗糙,甚至会引发小的增生物,光子嫩肤等光电治疗可以改善。

47."外油内干"是怎么回事?

"外油内干"一般指皮肤出油较多,但同时存在皮肤屏障功能不完善的情况,皮肤保水能力较差,水分流失得更快,因此有"外油内干"的感觉。这种情况一般指油性敏感性皮肤。因此,出油多者也需要补水保湿。

皮肤护理相关知识

1.一天洗几遍脸最合适?

洗脸的次数因人而异,皮肤健康者每天洗两遍脸比较合适,皮肤偏干性者可以只用一次温和洗面奶,皮肤偏油性者可以用两次洗面奶。如果出油特别多或环境较脏,感觉不适,可以适当增加洗脸次数,洗后做好保湿,切不可过度清洁,否则会破坏皮脂膜,进而损伤皮肤屏障功能,导致皮肤敏感等问题。

2.洗脸时冷热水交替可以缩小毛孔吗?

先用热水洗脸,打开毛孔,再用冷水洗脸,收缩毛孔,这种流传多年的方法能缩小毛孔吗?答案是否定的。健康皮肤偶尔用冷热水交替洗脸,没有太大问题,但长期冷热水交替洗脸,不仅不能收缩毛孔,还有可能会破坏皮肤屏障功能,刺激毛细血管扩张等,造成皮肤敏感。一般情况下,洗脸用温水最合适,既能洗干净皮肤,也会减少对皮肤的刺激。

3.用肥皂洗脸对皮肤有伤害吗?

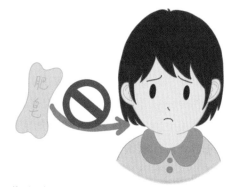

肥皂含有皂基,能够很好地溶解油脂,因而清洁力较强,但容易破坏皮肤的皮脂膜。而且肥皂为碱性,皮肤为弱酸性,长期应用肥皂会破坏皮肤的弱酸环境,造成屏障功能损伤。出油特别多的油性皮肤可以适量应用肥皂,而中性皮肤和干性皮肤不能用肥皂洗脸。洗脸更适合应用偏酸性洗面奶,洗后光滑不干涩是最合适的状态,过度清洁容易损伤皮肤。

4.洗脸用洗脸刷好不好?

洗脸刷种类很多,目的均为通过震动、摩擦来清除皮肤深层污物、去除过多角质。其实,皮肤深部并不需要过度清洁,这些手段也到达不了皮肤深层,长期应用只会破坏皮肤的皮脂膜和角质层,造成皮肤屏障功能损伤。因此,中性和干性皮肤者尽量不用洗脸刷,油性皮肤者也不可频繁使用。

5.洗澡用烫点儿的水好吗?

洗澡不能用太烫的水,一般建议洗澡水水温不高于 37 ℃,以皮肤感觉温暖舒适为宜,水温过高会刺激皮肤,破坏皮脂膜和角质层完整,长此以往,会破坏皮肤屏障功能。

6.可以天天洗澡吗?

洗澡的频率因季节、肤质、年龄和自身的清洁习惯不同而各异。总的来说,冬春季、偏干性肤质、年龄较大者要减少洗澡次数,以一周 1~2 次为宜,夏季出汗较多、油性肤质者可以适当增加洗澡频率,以自觉干净、清爽为宜,隔日一次或者每日洗澡,但此时就要更加注意避免水温过热、使用碱性沐浴产品及过度搓洗等,洗后需及时应用保湿产品。

7.洗澡后需要用身体乳吗?

需要,尤其现在大家洗澡都比较频繁,还会使用各种沐浴产品,如果长期不抹保湿产品,身体的皮肤也容易受到损伤,特别是小腿、前臂等皮肤分泌皮脂较少的部位。老年人的皮肤皮脂分泌也越来越少,更需要注意在洗澡后及时涂抹保湿产品,避免皮炎、乏脂性湿疹发生。

8.保湿只能敷面膜吗?

敷面膜只能暂时增加皮肤含水量,并不能真正起到保湿作用。相反,如果敷面膜时间过长或敷完面膜后没有抹保湿产品,还会加重皮肤缺水。除了皮肤自身较为完善的保湿系统,真正能起到保湿作用的是保湿乳或保湿霜,这些产品通常含有润肤剂、吸湿剂及封闭剂,可使皮肤已有的水分不会流失过快。

9.天天敷面膜好不好?

常规情况下,天天敷面膜是不可取的。敷面膜相当于进行皮肤封包治疗,过多应用后,角质层细胞吸收过多水分,导致过度水合,一则破坏皮肤屏障功能,容易导致皮肤敏感,二则容易堵塞皮脂腺导管开口,导致闭口粉刺。在做了某些医美项目后,可在医生指导下暂时性地连续敷数日面膜。

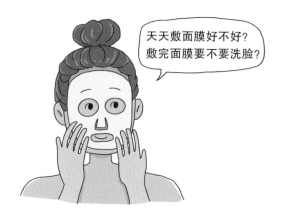

10.敷完面膜需要洗脸吗?

我们这里所讲的面膜是指常见的面膜贴,一般敷 15~20 分钟,敷完后需要揭掉面膜。因面膜中所含油脂性成分少,水分较多,去除面膜后,水分蒸发,皮肤可能会出现紧绷等不适。因此,专家建议敷完面膜后以清水洗脸,涂抹适合自己肤质的保湿产品。

11.用"喷雾"可以保湿吗?

喷雾成分各有不同,但主要成分是水,在皮肤干燥或者轻微敏感不适时,喷雾可以起到暂时补水、舒缓的作用。但是,补水和保湿是两回事,喷上水雾后,水分很快就会蒸发,甚至会带走更多水分,导致皮肤更干。因此,可以用喷雾,但在用喷雾后,应轻拍水分,水分还没有完全干透时,及时涂抹保湿乳或保湿霜,才是正确的保湿方式。

12.孩子需要抹保湿产品吗?

孩子的皮肤发育还未完善,尤其是婴幼儿,皮肤屏障功能较为薄弱,更容易干燥。有些孩子还是过敏体质,皮肤屏障功能先天较正常孩子更差。因此,洗脸、沐浴后,需要外用保湿产品,维持角质层完整健康,保护皮肤,减少皮炎、湿疹等过敏情况发生。

13.抹了防晒霜就可以防晒了吗?

抹防晒霜是防晒非常重要的一环,但仅仅抹防晒霜并不能充分防晒。防晒应该遵循"ABC"原则。A 即"avoid",避免阳光直射,早上 10 点到下午 2 点,紫外线最强烈,应尽量避免外出,外出时选择阴凉的地方;B 即"block",遮挡阳光,也就是常说的硬防晒,在室外打防晒伞、戴帽子、墨镜、口罩等;C 是"cream",涂抹防晒霜。

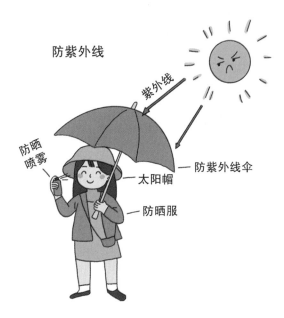

防紫外线

14.开车需要防晒吗?

开车时需要防晒。紫外线根据波长长短可以分为长波、中波及短波紫外线。其中,长波紫外线可以穿过玻璃,导致皮肤晒黑、老化。

15.防晒喷雾好不好?

防晒喷雾方便快捷,很多人外出喜欢使用防晒喷雾。但是,防晒喷雾自身有很多问题,如喷雾的颗粒容易进入眼睛和肺,尤其是儿童,可能会造成过敏甚至致病。为了能够形成喷雾,防晒喷雾还含有助推剂,如酒精或其他化学成分,对人体可能有害。另外,要想达到有效的防晒效果,需要充分喷涂,而大部分人可能只会随手一喷。

16.使用防晒霜后需要卸妆吗?

大多数普通防晒霜用洗面奶就可以清洗干净,卸妆油的清洁力更强,长期应用容易破坏皮脂膜,进而破坏皮肤屏障。但如果涂抹了防水型防晒霜,则需要使用温和卸妆产品卸除。

17.卸妆后需要再用一遍洗面奶吗?

一般情况下,用了卸妆产品卸妆后,不需要再用洗面奶。因为卸妆产品,无论卸妆油、卸妆水或卸妆乳,本质上都是清洁产品,主要靠表面活性剂清洁皮肤,只是因为所含表面活性剂的种类不同,比一般洗面奶清洁力更强。因此,卸妆后不需要重复清洁面部。

18.抹护肤品可以抗衰老吗?

衰老是自然规律,分自然衰老和日光导致的光老化。对已经形成的衰老,如色斑、皱纹、松弛下垂等,虽然维甲酸成分和一些植物提取物可能会有一些作用,但单纯使用护肤品很难改善或者治疗衰老。但护肤品在预防衰老方面可以发挥自己的作用,如做好充分的保湿,保护好皮肤屏障,涂抹防晒霜,避免紫外线晒老,这些都是抗衰老的重要方面。

19.美白产品有效吗?

正规的美白产品是有效的,主要成分有维生素 C、氨甲环酸、熊果苷、烟酰胺、果酸、水杨酸及一些植物提取物等,但这些美白成分的作用是缓慢的,在做好防晒的同时,长期应用才可能有效。而市面上一些产品宣称可以达到快速美白的效果,需要警惕其是否含有重金属、激素或荧光剂等违禁产品。

20.必须用眼霜吗?

眼霜是专门针对眼部皮肤设计的护肤品,具有保湿、美白、抗衰等不同作用。眼周皮肤相对于面部其他部位皮肤更薄,皮脂腺更少,更容易出现敏感、干燥、皱纹等问题。因此,可以应用专门的眼部护肤品,但不是必须的,应根据自身需求加以选择。

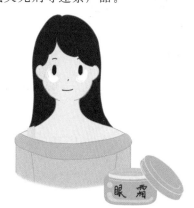

21.护肤品要经常换吗?

护肤品基本功能是清洁、保湿、防晒,部分有美白、抗衰等功能,只要是正规产品,自己用着又很舒适,没有不适症状和反应,即可以长期应用,不需要经常更换。

22."纯植物"护肤品好吗?

其实,护肤品很难做到"纯植物",至少需要添加防腐剂,否则很容易被微生物污染。因此,宣称"纯植物"的护肤品本身可能存在很大问题,大家不应该盲目追求"纯植物"。但是,很多植物提取物确实有很好的效果,正规产品中适当添加植物提取物是可信的。

23.如何正确涂抹护肤品?

大部分护肤品用手涂抹即可,在使用前,先清洁好双手,取适量护肤品在手心,双手轻轻将护肤品匀开,然后用双手将护肤品轻轻拍到或按压到面部皮肤。保湿水、爽肤水等可以使用化妆棉。

24.长了"小胡子"可以刮吗?

很多女性朋友唇上部有小绒毛,如果情况严重,就像"小胡子"一样。还有些女性由于遗传因素或多囊卵巢等疾病影响,会出现类似于男性的胡须。这种情况下,一定不能刮除"小胡子",否则"小胡子"会变得更粗更硬。如果想去除"小胡子",可以采用激光脱毛方法。

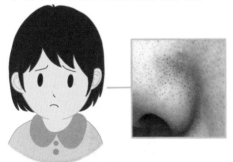

25.黑头能不能用鼻贴去除?

黑头鼻贴大多含有粘胶成分,通过黏力撕拉,吸附毛孔内的黑头,这种效果只是暂时的。这种方法会破坏皮肤,导致毛孔更大,所以不建议应用。

26.长痘痘可以用"痘痘贴"吗?

目前,"痘痘贴"主要分为两种,一种是不含祛痘药物成分的单纯敷料,主要作用是封闭伤口,促进伤口愈合。另一种痘痘贴,是含有水杨酸或抗菌剂的敷料,对痘痘有一定的治疗作用。长期应用这两种痘痘贴都会有损伤皮肤的不良反应发生,或导致过敏、刺激,引起皮炎发生。

27.运动时能化妆吗？

运动时血液循环较快,同时还会大量出汗,因此应尽量不化妆,粉底液及同类彩妆会导致汗孔及毛孔堵塞,造成出汗不畅,或者导致闭口、粉刺等问题。但运动时要做好基本的保湿护肤,保护皮肤屏障功能。

28."脂肪粒"是脂肪吗？

"脂肪粒"其实与脂肪没有任何关系,而是好发于面部,尤其是眼周的黄白色米粒大小丘疹,质感比较硬,医学上称为粟丘疹。"脂肪粒"具体发生原因不明,但大多与微小创伤等刺激有关。

29.每个人都需要"早 C 晚 A"吗？

"早 C 晚 A"是常用的美白办法,即早晨使用左旋维 C 类产品,晚上使用维甲酸类产品。单纯的维生素 C 有容易氧化的特点和局部皮肤刺激性,不适合直接用于皮肤表面,需要通过工业方式,将它左旋化并增加脂溶性才能应用。维甲酸类药物,包括维 A 醇、维甲酸等,都有皮肤刺激性和光敏性,长期外用会导致皮肤干燥脱屑。长期使用该类药物需要注意严格防晒。因此,对于皮肤敏感的人,"早 C 晚 A"需要慎重。

30.口罩会导致"闷痘"吗？

若长期佩戴口罩,有人会出现红斑、瘙痒、痘痘加重问题。原因与口罩造成的面部接触部位皮肤温度过高、湿度过大,口罩的压力和摩擦力造成皮肤菌群失调、毛囊皮脂腺单位继发损伤有关,医学上称为压迫性痤疮。建议控制佩戴口罩的时间,如果条件允许,可每 1～2 小时

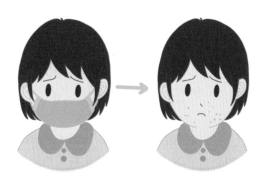

摘除一次口罩,或在口罩内放置两层纱布或纸巾,以减少因呼吸或汗液引起的面部潮湿,同时建议使用含有控油成分的洗护产品。这些护理可以缓解与长期佩戴口罩有关的痤疮。

31."冻干粉"是什么?

冻干粉是在药物或化妆品的制作过程中,使用机械办法,将药物或化妆品中的有效成分制成粉剂,需要在使用过程中添加纯净水或生理盐水等,将配剂完全溶解后使用。"冻干粉"的制作目的是增加药物的有效期,使保存和运输更加便捷。缺点是需要使用配合液体将冻干粉溶解,如果操作中不注意控制温度、湿度等理化性质,容易使药效降低。

32.怎样选择护肤品?

合理使用护肤品不仅可以发挥修复皮肤屏障、缓解炎症的作用,还可以减轻皮肤干燥感、灼热感、瘙痒感,可以减少药物用量,预防皮肤病复发,提高生活质量。我们需要知道化妆品和护肤品的概念。化妆品是以涂擦喷洒或其他类似的方法散布于人体表面任何部位,以达到清洁、消除不良气味、护肤美容及修饰目的的日用化学工业品。护肤品适用于皮肤及其附属器,是化妆品中的主要类别。

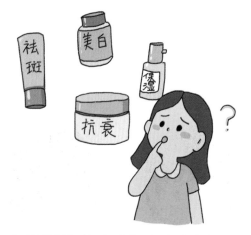

皮肤科临床使用的护肤品大致分为以下几类:清洁类、保湿和皮肤屏障修复类、舒缓类、控油和抗粉刺类、美白祛斑类、防晒类、嫩肤和抗皱类、遮瑕类和其他类型。选择护肤品时,首先应简单了解护肤品的种类和各成分的作用和机制,熟悉批准文号及产品的全成分标识。要拒绝夸大护肤品功效的宣传,不要使用证件不全的假冒伪劣产品。其次,要根据年龄、皮肤类型、皮肤疾病的性质合理选择护肤品。再次,可以与皮肤科医生沟通。最后,面对皮肤科疾病,首先要选择药物治疗,同时配合护肤品的使用,两者相互结合,才可以更好地控制病情,不要用护肤品代替药品。

33.如何选择洗发用品?

毛发上的污垢主要来源于生理性的污垢,即人体分泌或排泄的代谢产物,也包括外源性污垢,即各种灰尘、附着物和微生物。香波是主要的洗发产品,由起主要清洁作用的表面活性剂和调理剂、润滑剂、增稠剂、去屑止痒剂及营养剂和微量香精复配而成。护发素可以减轻外界环境对头发保护膜的破坏。另外，洗发产品还包括发油、发蜡、发乳、发霜等。洗发产品的选择需要因人而异，清洁的频率亦因人而异，以头发不油腻、不干燥为度。中青年人由于皮脂分泌较旺盛，头皮屑较多，可以选择有去屑作用的洗发香波。

34.怎样选择洗浴用品？

沐浴产品包括沐浴液、浴皂、浴盐、身体磨砂膏等，可以根据个人的喜好选用。沐浴液、沐浴啫喱性质更温和，适合中性、干性皮肤。浴皂、浴盐更适合偏油性皮肤。应根据体力活动的强度，以及是否出汗和个人习惯等适当调整。一般情况下，每隔两到三天沐浴一次，炎热的夏季和喜欢运动者可以每天洗浴。

（王昌媛）

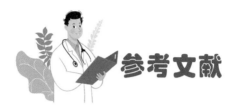

参考文献

1.(美)阿兰.美容皮肤学[M].史同新,曲才杰,译.北京:人民卫生出版社,2011.

2.(美)博洛格尼.皮肤病学[M].4 版.朱学骏,王宝玺,孙建方,项蕾红,译.北京:北京大学医学出版社,2019.

3.王晓春,王千秋,郑和义.性传播感染[M].北京:科学出版社,2010.

4.尹利军.医务人员防治艾滋病知识读本[M].北京:北京大学医学出版社,2009.

5.张学军.银屑病解读[M].北京:人民卫生出版社,2018.

6.张学军,郑捷.皮肤性病学[M].北京:人民卫生出版社,2018.

7.赵辨.中国临床皮肤病学[M].2 版.南京:江苏凤凰科学技术出版社,2017.

8.周展超.皮肤美容激光与光子治疗[M].北京:人民卫生出版社,2021.

9.陈文娟,彭琛,丁杨峰,等.银屑病共病的研究进展[J].中华皮肤科杂志,2020,53(2):147-151.

10.何黎,刘玮.功效性护肤品在慢性光化性皮炎中的应用指南[J].中国皮肤性病学杂志,2020,34(1):1-4.

11.唐国瑶.口腔扁平苔藓诊断与治疗的现状和展望[J].中华口腔医学杂志,2012,47(7):395-398.

12.中国医师协会皮肤科医师分会皮肤美容事业发展工作委员会.皮肤防晒专家共识(2017)[J].中华皮肤科杂志,2017,50(5):316-320.

13.中国医师协会皮肤科医师分会自身免疫性疾病亚专业委员会.大疱性类天疱疮诊断和治疗的专家建议[J].中华皮肤科杂志,2016,49(6):384-387.

14.ARMSTRONG A W, PATIL D, LEVI E, et al. Real-World satisfaction with secukinumab in clearing the skin of patients with plaque psoriasis through 24 months of follow-up: Results from US dermatology electronic medical records[J]. Dermatology and Therapy, 2021,11(5): 1733-1749.

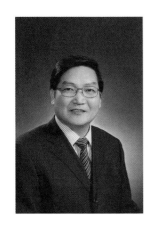

跋 健康科普——开启百姓健康之门的"金钥匙"

从医三十多年,每天面对那么多患者,我在工作之余常常思考,如何让人不生病、少生病,生病后早诊断、早治疗、早康复。这样既能使人少受病痛折磨,又能减少医疗费用,还能节约有限的医疗卫生资源。对广大医者而言,如此重任,责无旁贷。

《黄帝内经》说,上医治未病、中医治欲病、下医治已病。老子曾说:"为之于未有,治之于未乱。"这些都说明了疾病预防的重要性。

做医学科普有重要意义,是一件利国利民、惠及百姓的大事。在大健康时代,医者不仅要掌握精湛的医术,为患者治病,助患者康复,还应该积极投身健康科普事业,宣传和普及医学知识,引导大众重视疾病的预防,及早诊断和规范治疗。因此,近年来我逐步重视科普工作。

记得小时候,每每遇到科学上的困惑,我就去翻"十万个为什么"这套书,从中寻找答案。那么,百姓对身体健康产生疑问,有无探寻答案的去处?在多年的临床工作中,我常常碰到患者对疾病一知半解或存在误解的情况。我心里很清楚,患者就医之前往往会先上网搜索,可是网上的信息鱼龙混杂,不少内容缺乏科学性、权威性,患者被误导的情况时有发生。当患者遇到困惑时,能否从权威的医学科普书籍中找到答案?我曾广泛查阅,了解到有关医学科普方面的书籍虽然种类繁多,但良莠不齐,尤其成规模、成系统的丛书更是鲜见,于是,我萌发了编写本丛书的想法,并为这套书取名"医万个为什么——全民大健康医学科普丛书","医"与"一"同音,一语双关,"全民大健康"是我们共同的心愿和目标。

朝斯夕斯,念兹在兹。我多方征求相关专家意见,反复酝酿,最终达成一致意见,大家都认为很有必要编写一套权威的健康科普丛书,为百姓答疑解惑。一个时代,有一个时代的使命;一代医者,有一代医者的担当。历经一整年的精心策划和编写,"医万个为什么——全民大健康医学科普丛书"终于付梓了。大专家写小科普,这套书是齐鲁名医多年从医经历中答患者之问的精华集锦,是对百姓健康的守护,也是对开启百姓健康之门的无限敬意。

物有甘苦,尝之者识;道有夷险,履之者知。再伟大的科学家也有进行科普宣传的责任。"医万个为什么——全民大健康医学科普丛书"要做的就是为百姓答疑解惑、防病治病,让医学科普流行起来。

丛书编纂毫无疑问是个复杂的系统工程,自 2021 年提出构想后,可谓一呼百应,医学专家应者云集。仅仅不到一年的时间,我们集齐了近千名作者,不舍昼夜努力,撰写完成卷帙浩繁、数百万字的书稿,体现了齐鲁医者的大使命、大担当、大情怀。图书是集权威性、科普性、实用性以及趣味性为一体的医学科普精粹,对百姓健康来说极具实用价值,也是落实党的二十大报告"把保障人民健康放在优先发展的战略位置,完善人民健康促进政策"的医学创举。

在图书编写过程中,我们着力做到了以下两点:

一是邀请名医大家执笔。山东省研究型医院协会自成立起,就在学术交流、人才培养、科技创新、成果转化、服务政府和健康科普教育等方面做出了一定的成绩,尤其在健康科普方面积累了丰富经验,并打造了一支高水平的科普专家团队。本套丛书邀请的都是相关专业的名医作分册主编,高标准把关。由于医学专业术语晦涩难懂,如何做到深入浅出、通俗易懂,既能讲明医学知识又符合传播规律是摆在我们面前的难题。有些大专家学识渊博且有科普热情,不过用语太过专业;年轻医生熟悉互联网传播特点,但专业的深度有时候略显不足。所以我们采用"新老搭配"的方法,在内容和语言风格上下功夫,力求呈现在读者面前的内容"一看就懂,一学就会"。

二是创新传播形式。我们邀请专业人士高标准录制音频,把全书内容分章节以二维码的形式附在纸质图书上,以视听结合的方式呈现,为传统科普注入新鲜活力。二维码与纸质科普图书结合,让读者随时扫码即可聆听,又能最大限度拓展纸质科普书的内容维度,实现更广泛的科普,让"每个人是自己健康第一责任人"的宗旨践行得更实、更深入人心,无远弗届!

有鉴于此,我要以一位老医学工作者、医学科普拥趸者的身份衷心感谢和赞佩以专家学者为首的作者队伍的倾情付出。

还要特别感谢张运院士、宁光院士为本丛书撰文作序,并向为图书出版付出心力的编辑以及无数幕后人的耕耘和努力表示衷心感谢,向你们每一个人致敬!

念念不忘,必有回响。衷心希望"医万个为什么——全民大健康医学科普丛书"能为千家万户送去健康,惠及你我他,为健康中国建设助力。

山东省研究型医院协会会长 胡三元

2023 年 5 月

胡三元,医学博士,二级教授,主任医师。原山东大学齐鲁医院副院长、山东第一医科大学第一附属医院院长。现任山东大学齐鲁医院、山东第一医科大学第一附属医院普通外科学学术带头人、山东大学特聘教授、山东大学和山东第一医科大学博士研究生导师;山东省"泰山学者"特聘教授、卫生部和山东省有突出贡献中青年专家、山东省医学领军人才,享受国务院政府特殊津贴。

对中国腔镜技术在外科领域特别是肝胆胰脾外科中的创新应用与规范推广、"腹腔镜袖状胃切除术＋全程化管理"治疗肥胖症与 2 型糖尿病体系的建立和国产腔镜手术机器人的研发做出了突出贡献。荣获国家科技进步二等奖、中华医学科技奖一等奖、山东省科技进步一等奖等 10 余项科技奖励。

主要社会兼职:中国医师协会外科医师分会副会长;中华医学会外科学分会委员、腹腔镜内镜外科学组副组长;中华医学会肿瘤学分会委员;中国研究型医院学会微创外科学专业委员会主任委员;中国医药教育协会代谢病学专业委员会主任委员;中国医学装备协会智能装备技术分会会长;山东省医学会副会长、外科学分会主任委员;山东省医师协会腔镜外科医师分会主任委员;山东省研究型医院协会会长。